古医書を読むための

漢文速成講本

長谷川弥人 編著

八句益云羊行盡
金田方如道如僑
仏跡生任一只
何処

雲堂敬人

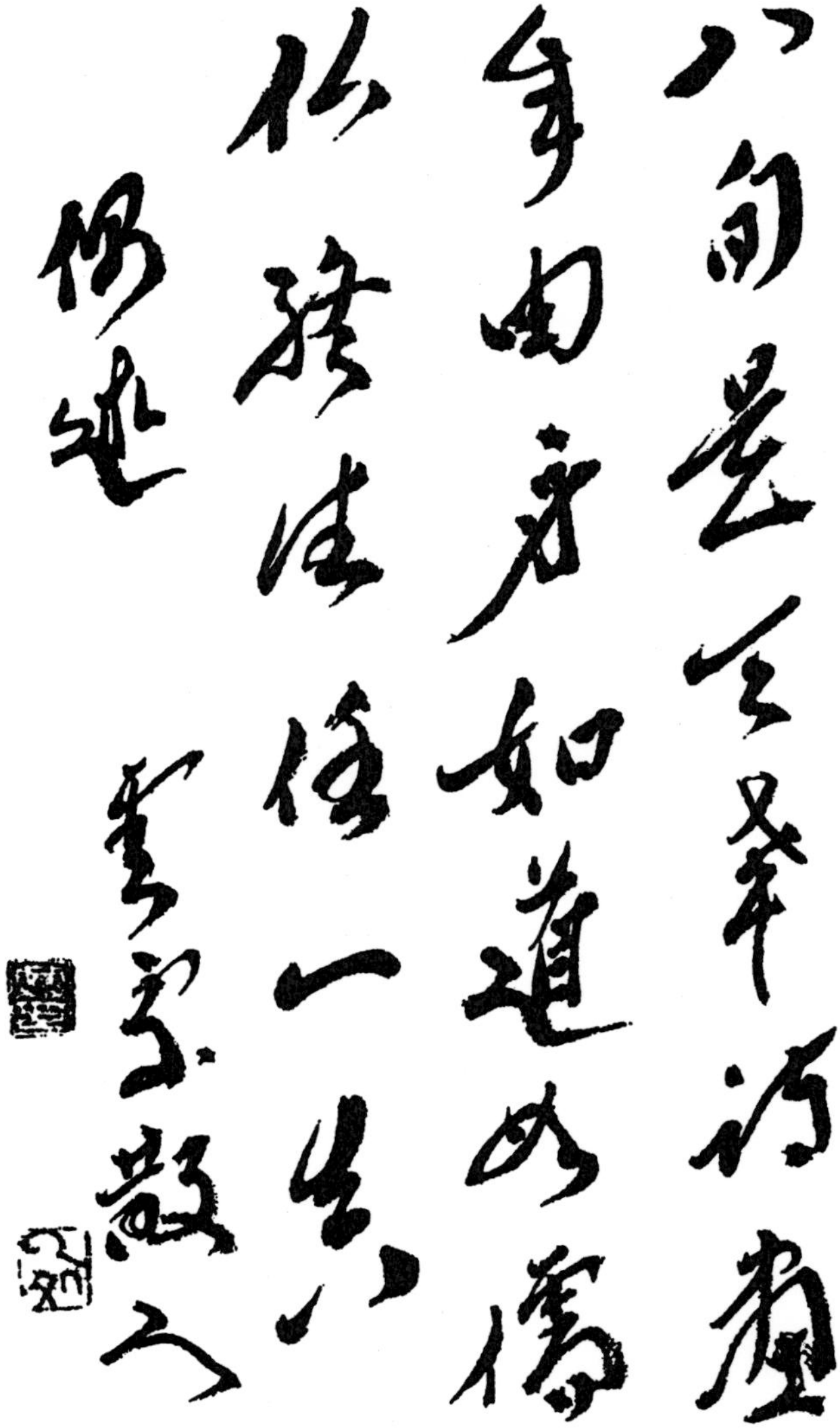

はじめに

漢方医学を学ぶ人にとって、漢文の学習は必須である。しかし多忙な方にとってはそれは必ずしも容易でない。速修法が望まれることとなる。本書はそのために編集された。

漢文を理解するには、その特異の文の構成、語法、品詞の配列や、いわゆる助辞の意義などを正しく把握し、記憶することである。それには名文を熟読精読し、かつ筆写することである。古人は一写は十読に勝ると言った。

本書の一講を週毎に学習すれば、三カ月にて卒業となる。旧制中学五年終了と同等以上の読解力ならびに漢文にて文を作る能力が附与されるであろう。

本書により漢文読解力が向上し、博く古医書を読み、漢方医学の源流に溯る人が多くなれば、ただに私個人の喜びだけで無いと信ずる。

長谷川弥人識す

平成十年七月

目次

附
時代別では漢三、唐六、宋五である。
出典別に見ると、古文眞宝後集八、文章軌範七、続文章軌範六であるが、古文眞宝の文はすべて正続文章軌範にみられる。残りの一篇（伯夷頌）は謝選拾遺（頼山陽選）である。
古文眞宝後集　宋　黄堅　選
文章軌範　元　謝畳山　選
続文章軌範　明　鄒東郭　選

凡例

一、教科としての漢文は先に江戸明治期の読書人に愛誦された名文を選んだ。これらの文は当時読書人にとって常識となっていた。次に本邦の有名な学医の文章をあげた。その人を想見し、鑽仰の資とした。

一、はじめに通例に反し訓読をあげたのは漢文の訓みの流れと句調とを習熟させ、それより原の漢文を想起させようとしたためである。但し、本邦人の文は通例に従った。

一、語句の解釈と語法を示し、語法は基本となるので説明をした。広く活用を期待する。

一、漢文には初心者のため口語訳を附した。漢文はいかに簡潔であり口語訳は冗長で拙劣であるかが知られよう。本邦人の文にはそれを省略した。また余説を附し参考に供した。

一、最終講は語法の補足説明で、傷寒論の語法に言及した。

本書の利用法

各講毎にはじめに一通り通読をしてその意味を理解する。次に訓読を数回、声を出して読み（いわゆる音読）記憶する。次に漢文を筆写する。次は漢文を見ずに訓読文により漢文を書く。この際、語法の説明を想起することで誤りが回避されよう。書いた漢文に誤無きとき、一応卒業とするが、数日の後、数週後に再挑戦して確実するのがのぞましい。

本邦人の文は習練を目的とするので、漢文を自由に読みかつ理解できることで可とする。

附記

この上達法は全く迂遠で、前世紀的と非難されるであろう。昔、頼山陽が『日本外史』を執筆するとき、毎朝予め『史記』を読んで、格調高きを期したという。また作家を志す人は、文豪の文を毎日原稿用紙四～五枚手写し続けること三～四カ月と教えられたという。敢えて言う、実行せずにその効果を批判してはいけないと。最近の原田氏の「私の漢文講義」（大修館）にも「朗読暗誦のすすめ」の章がある。

第一講

〈訓読〉

一、雑説　　唐　韓愈

世に伯楽有り、然る後に千里の馬有り。千里の馬は常に有れども、伯楽は常には有らず。故に名馬有りと雖も、祇《ただ》に奴隷人の手に辱《はずか》しめられ、槽櫪《そうれき》の間に駢《べん》死し、千里を以て称せられざるなり。

馬の千里なる者は、一食に或は粟一石を尽《つく》さん。馬を食《やしな》う者は、其の能の千里なるを知りて食《やしな》はざるなり。是の馬や、千里の能有りと雖も、食飽《あ》かざれば、力足らず、才美外に見《あらは》れず、且つ常馬と等しからんと欲するも、得べからず。安《いずく》んぞ其の能の千里を求めんや。

之れを策《むち》うつに其の道を以てせず、之れを食《やしな》うに其の材を尽さしむる能はず。之れに鳴けども、其の意を通ずる能はず。策《むち》を執りて之れに臨んで曰く、「天下に馬無し」と。

嗚呼。其れ真に馬無きか。其れ馬を知らざるなり。

〈本文〉

一、雑説　　唐　韓愈

世有二伯樂一、然後有二千里馬一。千里馬常有、而伯樂不二常有一。故雖レ有二名馬一、祇《ただ》辱二於奴隷人之手一駢《べん》二死《し》於槽櫪《そうれき》之間一、不下以二千里一稱上也。

馬之千里者、一食或盡二粟一石一。食《やしなう》レ馬者不下知二其能千里一而食上也。是馬也雖レ有二千里之能一、食不レ飽、力不レ足、才美不二外見一、且欲下與二常馬一等上不レ可レ得。安求二其能千里一也。

策レ之不レ以二其道一。食レ之不レ能レ盡二其材一。鳴レ之而不レ能レ通二其意一。執レ策而臨レ之曰、天下無レ馬。

嗚呼、其眞無レ馬邪。其不レ知レ馬也。

『古文真宝後集』巻二、『文章軌範』巻五、『唐宋八家文』『漢文名作選』4（大修館）などに出ている。

〈字解と語句法〉

○伯樂　ハクラク　馬の良否を上手に鑑定する人。

○千里之馬　一日に千里も走ることのできる名馬。

○祇　タダ

○槽櫪　ソウレキ　ともに牛馬の飼料を入れるおけの義。二字で馬小屋をさす。

○駢死　ベンシ　首をならべて死する。

○石　コク　斛と同じ、量の単位。

○食　ショク　食べる、食べもの、やしなう。

○策　サク　鞭策　むち。

○不㆑以㆓其道㆒　馬が能力を出せるような方法をとらない。

○常不有と不常有

　訓読のときは「常に有らず」「常には有らず」と読むことになっている。訓読本を読むとき誤解なきよう注意を要する。「有らざるを常とす」「有るを常とせず」と読むとよいとする人もいる。同じ事例は不必と必不とがある。前者は必ずしもと読み、後者は必ずと読んでいる。

　『傷寒論』では、汗不出と不汗出とがあって紛らわしい。後者は桂麻剤を用いても汗が出ない意である（『傷寒論識』）。訓読本を読むとき注意しないと誤解する。

○辱於奴隷人之手、不以千里称。

漢文では受身の形が判然としないことが、しばしばである。この場合は文意上受身に即ち〝られ〟をつけて訓む。（一部にそう読まない方もいるが）

左に実例をあぐ。

勞レ心者治レ人、勞レ力者治二於人一（『孟子』滕文公上）

心を勞する者は人を治め、力を勞する者は人に治めらる。

忠告而善道レ之、不可則止。無二自辱一焉（『論語』顔淵篇）

忠告して善く之れを道《みちび》き、不可なれば則ち止む。自ら辱めらるるなかれ。

○不知其能千里而食也

この不の字は食也までかかる。漢文では不字がどこまでかかるかは常に配慮すべき点である。訓読の際、誤解するので注意を要する。『傷寒論』の原序に「当今擧世之士、曾不レ留二神醫藥一、精二究方術一、上以云云、下以云云、中以云云」とあって不は中以云云までかかっている。このことは諸注釈本で注意を喚起している。

不有祝鮀之佞、而有宋朝之美、難乎免於今之世矣（『論語』雍也篇）この文は注釈本により訓み方に違いあり。

①祝鮀の佞ありて而して宋朝の美有らずんば云云

②祝鮀の佞あらずして宋朝の美あるは、難きかな今の世に免れること。
これは祝佞と宋朝の史実を明らかにしないと二者の黒白をつけられない。

○或盡　或は、もしかしたらの意であるので、尽さんと読むべきであろう。一部の本には尽すと現在形に読んでいる。

○食不飽、力不足、才美不外見、

三句を并立して読む方もあろうが、はじめの句を飽かざればと読むと文意が明瞭となる。これは、則の字が略されたと解するのである。

例をあげると、

心廣体胖（『大学』「心広く体胖なり」と読めるが（朱注）、他方、「心広ければ体胖なり」とも読む（古注）。

貧賤也、衣食於奔走、不㆑得㆓朝夕継見㆒（韓愈『文章軌範』巻一）　貧賤なれば衣食に奔走し云云と読む。

上有㆓好者㆒、下必有㆓甚焉者㆒矣（『孟子』滕文公篇上）

上に好む者あれば下に必ずこれより甚しき者あり。

○而　初めの常有の下の而、次は鳴之而。訓読の際通常読まない。而には、シカモ　シカルニと読むときと（逆接）、テ、シテ（順接）と二通りに使われている。後者が多い。

學而時習之（『論語』学而）　学んで時に之れを習う。
氷水爲之而寒於水　氷は水之れを為《つく》れども水よりも寒《つめた》し。（『荀子』）

〈口語訳〉

世の中に、伯楽（良馬を鑑定できる人）があってはじめて良馬（千里も走る馬）があらわれる。良馬はいつでもいるが、伯楽はいつでもいるとは限らない。それで名馬がいても、ただ下僕の手に悪い扱いされ、馬小屋の中で首をならべて死んでゆき、千里を走る名馬だと称されないでいる。

名馬は一食に一石の穀物を食い盡すこともあろうが、馬を食《やしな》う者は馬の能力を知らないで食《やしな》っているのである。この馬は千里も走る能力があるのに、食飼が十分でないので力が出せないし、才能の美は外に認められない。しかも普通の馬と同等のことを期待してもできない。どうして千里を走る能力を求められようか。これを鞭撻するに、正しい方法を用いないし、これを飼育するに、その才能を発揮させせない。これに訴え鳴いても意を通ずることができない。それなのに鞭をとって馬に向かって、天下に名馬なしといっている。

嗚呼、真に名馬が無いのか、馬の良否を知らないのだ。

〈余説〉

この文は韓愈が、才能を有する人はいつでもいるが、それを認めてその能力を発揮する職務につかせる上司がいないことを痛烈辛辣に皮肉ったものである。これは古今東西、いつでもある事蹟であり、多くの共感を得た。

〈本文〉

1、古書醫言（抄）

吉益東洞

余嘗繼二父祖之業一、既《もとより》欲レ行レ之。無二規矩準繩一、以レ臆傳レ之固不レ可レ爲。於レ是乎、廣下尋醫之可三以爲二規矩準繩一者上矣。而漢以降疾醫之道、熄而不レ炳、陰陽之醫、隆而不レ息。夫陰陽醫者、以二五行一、爲二規矩準繩一。滔滔者、天下皆是也。蓋陰陽五行者、造化之事、而非二人事一也。何爲下以レ是爲二人之疾病一之法則上哉。嗚呼甚矣、我之愚。世咸爲レ之。我獨不レ能。唯茫茫然如レ望二大洋一。

無二奈レ之何一。已而奮發曰、『書』不レ言乎、學二于古訓一有レ獲。於レ是乎、涉二獵漢以上之書一、至二『呂氏春秋』「盡數」「達鬱」二篇一拍レ節仰レ天而歎曰、嗟聖人之言、信而有レ徵。是治病之大本、良又萬病一毒之樞機也。既已獲二治病之大本一爲二一毒一、則盍レ獲二治之規矩一。嗟是天乎、聖人乎、抑亦求レ之之誠乎。

　夫誠者天之道也、誠レ之者人之道也。故誠之外無レ天。誠之外無二聖人一。誠學レ之之外、無二君子一。

　夫誠者不レ思而得、不レ勉而中。故求而不レ止則自然得二乎其身一、是誠也。誠者天之道也。敬レ天守二天職一者人之道也。勉不レ息則有レ獲。有レ獲謂二之有一レ誠二於身一。誠者無二賢愚一一也。何憂二我愚一哉。唯誠學二古訓一、在二乎獲一レ之、而已矣。

〈訓読〉

余嘗て父祖の業を継ぎ、既《もとよ》り之れを行はんと欲するも、規矩準縄無く、臆を以て之れ伝うは固《もと》より為すべからず。是に於いて、医の以て規矩準縄と為すべき者を広く尋ねたり。而るに漢以降、疾医の道は熄《や》んで炳《あきら》かならず、陰陽の医は隆《さか》んにして息《や》まず。

夫れ陰陽の医は五行を以て規矩準縄と為す。滔滔たる者天下皆是れなり。蓋し陰陽五行とは造化の事にして人事に非るなり。何ぞ是れを以て人の疾病と為すの法則と為さんや。嗚呼、甚しいかな我の愚は。世咸《みな》之を為す、我独り能はず。唯茫茫然として大洋を望むが如し。之れを奈何とする無し。已《すで》にして奮発して曰く、『書』に言はざるか、「古訓に学べば獲る有り」と。是に於いてか漢以上の書を渉猟し、『呂氏春秋』の「尽数」「達鬱」の二篇に至り、節を拍ち天を仰いで歎じて曰く、嗟、聖人の言、信にして徴あり。是れ治病の大本、良《まこと》に又万病一毒の枢機なり。既已に治病の大本を獲て、一毒と為せば則ち盍《なん》ぞ治の規矩を獲ざる。嗟是れ天か、聖人か。抑亦之れを求むるの誠か。

夫れ誠は天の道なり、之れを誠にするは人の道なり。故に誠の外に天無く、誠の外に聖人無し。誠に之れを学ぶの外に君子無し。

夫れ誠は思はずして得、勉めずして中《あた》る。故に求めても止まざれば則ち自然と其の身に得、是れ誠なり。誠は天の道なり。天を敬い、天職を守るは人の道なり。勉めて息まざれば則ち獲る有り。獲る有り之れを身に誠有りと謂う。誠は賢愚と無く一なり。何ぞ我が愚を憂えんや。唯誠に古訓を学ぶは之れを獲るに在るのみ。

〈字句の解〉

○既　通常、すでにと読むが、ここではもとよりと読む。

○規矩準縄　キクジュンジョウ　コンパス（ぶんまわし）とさしがね、標準法則。

○臆　オク　胸のこと。心の中、おもい。

○疾医　疾病の治療を担当する医。

○造化　ゾウカ　天地間にある万物を造り育てた神、造物主。

○書　書経のこと。

○渉猟　ショウリョウ　歩きまわって狩をする。書籍を広くあさって読むこと。

○呂氏春秋　リョシシュンジュウ　秦の呂不韋が賓客を集めて作らせた本。

○節　セツ　楽器の名、打って他の楽器のふしを調えるもの。

○樞機　スウキ　物事の大事な所。

○盍　なんぞ……せざると訓む。

盍各言爾志（『論語』公冶長）　なんぞ各爾の志を言わざる。

盍反其本矣。（『孟子』梁恵王上）なんぞ其の本に反らざる。
○誠者天之道也誠之者人之道也　『中庸』の文である。
○誠者不思而得、不勉而中　『中庸』の文である。
○不勉而中　この中はあたるの意。日本では、なかの意でも、あたるでも同じ発音であるが、中国古文ではあたるのときは上声で送の韻、なかのときは平声で東の韻である。注釈の言に韻あるいは声あるいは反切（二つの字をあげる後の方が韻と声とが一致する）で意味を明らかにしているので注意すべきである。
例えば『傷寒論』桂枝湯のところに温覆があるが、覆の字に扶又の反と注され、フまたはフウと読むように指示されている（かぶせる、おおいの意となる。くつがえすの意のときは、フクと読む。反覆である）。

〈余説〉
吉益東洞翁の万病一毒説を得た由来と誠が身にあったから、之れを得たと説く。彼の信念の強靭と豪傑振りが想見される。

第二講

〈訓読〉

二、孟嘗君伝を読む　　宋　王安石

世皆称す。孟嘗君能く士を得、士は故を以て之れに帰して、卒に其の力に頼り、以て虎豹の秦より脱すと。

嗟乎《ああ》。孟嘗君は特《ただ》雞鳴狗盗の雄のみ。豈に以て士を得ると言うに足らんや。然らずんば斉の強を擅《ほしいまま》にして一士を得るも、宜しく以て南面して秦を制すべし。尚何ぞ雞鳴狗盗の力を取らんや。

夫れ雞鳴狗盗の其の門に出づるは、此れ士の至らざる所以なり。

〈本文〉

二、讀孟嘗君傳　　宋　王安石

世皆稱、孟嘗君能得レ士、士以レ故歸レ之、而卒頼二其力一、以脱二於虎豹之秦一。

嗟乎。孟嘗君特雞鳴狗盗之雄耳、豈足二以言一レ得レ士。不レ然擅二斉之強一、得二一士一焉、宜可二以南面而制一レ秦。尚何取二雞鳴狗盗之力一哉。夫雞鳴狗盗之出二其門一、此士之所二以不一レ至也。

『文章軌範』巻五、『古文真宝後集』巻六、『唐宋八家文読本』巻三十、『漢文名作選』（大修館）等にあり。

〈字解と語句法〉

○孟嘗君　名は田文という。戦国時代斉の公子。食客多数を養い、名声高かった。秦に行ったとき昭王に軟禁され、殺されそうになった。そこで一旦献上した狐白裘を食客の一人が盗み、昭王の寵姫にこれを賂《おく》り、その口ききで、帰国の許を得た。函谷関に到ったとき、夜間のため門を閉めていた。食客の一人が雞の鳴き真似をしたので、門衛が門を開き、脱出し得たという。

○雞鳴狗盗　前述に活躍した食客をさす。

○豈　あに…や　最後にやを附す反語である。

日夜望将軍至、豈敢反乎（『史記』項羽本紀）

豈に敢えて反せんや

使我有負郭田二頃、吾豈能佩六国相印乎（『史記』蘇秦伝）

吾れ豈に能く六国の相印を佩びんや

乎のある場合と、無い場合とがある。

○不然　次に則の字のあることもある。そうでなければ

○尚　それなのに、どうして

例　庸人尚羞之況於将相乎（『史記』）

庸人すら尚之れを羞ず、況んや将相に於いておや

○何…哉　これも反語である。

二三子何患於喪乎、天下之無道也久矣（『論語』八佾）

何んぞ喪うことを患えん

○脱於虎豹之秦　より脱す（よりを附す）

動詞に於がつくと〝より〟と訓むことがある。

救民於水火之中（『孟子』滕文公下）

民を水火の中より救う

邦無道免於刑戮（『論語』公冶長）

邦に道無くも刑戮より免かる。

○齊之強　当時斉は楚とともに秦に匹敵した強国であった。

○南面　天子は常に南に向っている。従って南面といえば天子のことをさすが、ここでは諸侯を支配する覇者をさす。

○狗盗之出其門　ここの之は文章を名詞句にするための之である。

〈口語訳〉

世間の人は皆こう言っている。孟嘗君はよく有能な人物を集める人であった。そのためにそれらの人物は孟氏に帰服して、最後にはその人々の力によって、虎豹の如き強暴な秦国より脱出し得たと。

嗚呼、孟嘗君はただ雞鳴狗盗のような小人どもの英雄というべきで、本当の有能の人物を集め得たとは、どうして言い得るでしょう。もしそうでなかったら、彼は強い齊の国を自由にし得る立場にあったから、一人の人材を得ても、諸侯を支配して秦を制壓することが出来たでしょう。それなのに、どうして雞鳴狗盗の小人物の力を必要としましょうか。一般に雞鳴狗盗のような小人物が門下に出たのは、本当の人物が来ないわけである。

〈余説〉

孟嘗君の世評に対する辛辣な批判である。その文章は起承転合のある名文であると評されている。

〈本文〉

2、醫　則　　和田東郭

醫之爲レ任、唯察レ病而已矣。勿レ視二富貴一、唯病之察。勿レ視二貧賤一、唯病之察。勿三劇二視劇病一、必也察二劇中之易一矣。莫三輕二視輕病一、必也察二輕中之危一矣。克察二之於斯一、而勿レ視レ彼。亦唯醫之任也。察レ病之道也。

醫之所レ可レ用レ心者其唯變乎。揣《はかり》二變於未一レ變、而以レ非レ變待レ變。此之謂二能應一レ變也。視二彼之變一、而我動二乎其變一。此之謂レ眩二乎變一。眩二乎變一者、不二翅不一レ能レ處二其變一、亦不レ能レ全二其常一。能應レ變者、既已知二其變一。故其處レ方也不レ殆矣。

凡病之爲レ情有レ二。故藥之用亦有レ二。曰レ剛曰レ柔。柔以當レ柔剛以當レ剛。剛之制レ柔者有焉。柔之制レ剛者有焉。剛耶柔耶、二而百。柔耶剛耶、百而二。唯智者知レ之而愚者反レ焉。易曰「剛柔相摩」。我道雖レ小亦復爾矣。

古人之診レ病也、望レ色不レ以レ目、聽レ聲不レ以レ耳。夫唯不レ以二耳目一、故能察二病應於大表一矣。

古人之診レ病也、視レ彼不レ以レ彼。乃以レ彼爲レ我。其既無二彼我之分一。是以能通二病之情一矣。

用レ方簡者、其術日精。用レ方繁者、其術日粗。世醫動輙以レ簡爲レ粗、以レ繁爲レ精。哀矣哉。

欲レ得二活路一者、必陷二死地一。欲レ陷二死地一者、必得二活路一。

醫之臨㆓劇病㆒也、欲㆑使㆔彼活㆓於我手㆒者、愛㆑我也。欲㆑使㆔彼死㆓於我手㆒者、愛㆑彼也。愛㆑我者終不㆑能㆑盡㆑我哉。愛㆑彼者誠能盡㆑我。古語曰、不㆑入㆓虎穴㆒不㆑得㆓虎子㆒。余於㆑醫亦云。

（『蕉窓雑話』の巻頭の文である）

〈訓読〉

2、医則　　和田東郭

医の任為る、唯病を察するのみ。富貴を視る勿れ、唯《ただ》病を之れ察せよ。貧賤を視る勿れ、唯病を之れ察せよ。劇病を劇視する勿れ、必ずや劇中の易を察せよ。軽病を軽視する勿れ、必ずや軽中の危を察せよ。克く之れを斯に察して、彼を視る勿きも亦唯医の任なり。病を察するの道なり。

医の心を用うべき所は其れ唯変か。変を未だ変ぜざるに揣《はか》りて、変ぜざるを以て、変を待つ。此れを之れ能く変に応ずと謂う。彼の変を視て、我其の変に動く。此れを之れ変に眩すと謂う。変に眩する者は翅《ただ》に其の変に処する能はざるのみならず、亦其の常を全うする能はず。能く変に応ずる者は既《もとよ》り已に其の変を知る。故に其の方を処するや殆《あや》ふからず。

凡そ病の情為る二有り。故に薬の用も亦二有り。剛と曰い柔と曰う。柔以て柔に当り、剛以て剛に当る。剛の柔を制する者有り。柔の剛を制する者あり。剛か柔か、二にして百、柔か剛か。百にして二。唯智者之れを知りて愚者は焉《これ》に反す。『易』に曰く、「剛柔相い摩す」と。我が道小と雖も亦復爾《またまたしか》り。

古人の病を診するや、色を望むに目を以てせず、声を聴くに耳を以てせず。夫れ唯、耳目を以てせず。故に能く病応を大表に察す。

古人の病を診するや、彼を視るに彼を以てせず。乃ち彼を以て我と為す。其の既に彼我の分無し。是を以て能く病の情に通ず。

方を用う箇なる者、其の術日に精し。方を用う繁なる者、其の術日に粗《そ》なり。世医動《ややも》すれば輒ち箇を以て粗と為し、繁を以て精と為す。哀しい哉。

活路を得んと欲する者は必ず死地に陥れよ。死地に陥れんと欲する者は必ず活路を得。

医の劇病に臨むや、彼をして我が手に活《いか》せしめんと欲する者は我を愛するなり。彼をして我が手に死せしめんと欲する者は彼を愛するなり。我を愛する者は終に我を尽す能はず。彼を愛する者、誠に能く我を尽す。古語に曰く「虎穴に入らずんば虎子を得ず」と。余医に於いても亦云う。

〈字句解と字句の法〉

○察病―病之察　意味を強めるときは倒置して之字を入れる。

例をあげると、

徳之不修、學之不講、聞義不能徙、不善不能改、是吾憂也（『論語』述而）

徳を之れ修めざる、学を之れ講ぜざる云云、不修徳不講学の倒置である。

○病之察　病を之れ察す、とも訓めるが前句に勿という禁止の言葉があるので命令形に（病を之れ察せよ）と訓む。漢文では平述の文と命令文と同じのことがある。文意によって訓みわける。

○此之謂能應變也　此れを之れ能く変に応ずると謂う。

例をあげると、

此謂知本（『大学』）

此れを本を知ると謂う。

威武不能屈此之謂丈夫（『孟子』滕文公下）

威武も屈する能はず、此れを之れ丈夫と謂う。

（前の句例に之が加わる）

○揣變於未變　変を未だ変ぜざるに揣る

例をあげると、

不揣其本而齊其末、方寸之木可使高於岑樓（『孟子』告子下）

其の本を揣《はか》らずして其の末を斉《ひとし》くすれば、方寸の木も岑楼よりも高からしむべし。

○不翅不能處其變　翅《ただ》に其の変に処する能はざるのみならず。

例をあげると、

取食之重者與禮之輕而比之、奚翅食重（『孟子』告子下）

食の重さと礼の軽さとを取って之れを比すれば奚《なん》ぞ翅に食の重きのみならん。

○剛柔　易では陽陰、昼夜、男女、大小、進退、動静、積極消極などをさす。即ち易の⚊と⚋である。

○剛柔相摩　『易』の繫辞伝の言葉。剛の陽と柔の陰とは相対立しているだけでなく、互いにすり合って相手に迫って新しいものを生み、活動している（『全釈漢文大系』本による）。

○大表　『史記』扁鵲伝にあり。

越人之爲レ方也、不レ待二切脈望色聽聲字形一、言二病之所一レ在、聞二病之陽一、論得二其陰一、聞二病之陰一、論得二其陽一、病應見二於大表一。

○是以　「ここをもって」と訓むことになっている。この故に、それだからの意。

敏而好学不恥下問、是以謂之文也（『論語』公冶長）

敏にして学を好み下問を恥ぢず、是を以て之れを文と謂うなり。

（参考）以是　これを以て、と読む。この手段でこの理由での意となる。

○古語曰く虎穴に入らずんば虎子を得ず。

有名な言葉であるが、出典は『後漢書』班超伝にある。超の言である。

〈余説〉

この文は東洋哲学的表現で、理解困難といわれるであろう。しかし病者や症候等にとらわれない、即ち今流行のマニアルや入門書に拘らわれないようにならなければ名医といえないと俗解し得るであろう。

『蕉窓雑話』にある文の送り仮名に若干の疑義があるので、私見により訂正した。御叱正を仰ぎたい。

第三講

〈訓読〉

三、董邵南を送るの序　　唐　韓　愈

燕趙古《いにしえ》称す感慨悲歌の士多しと。董生進士に挙げられ、連《しきり》に志を有司に得ず。利器を懐抱し、鬱々として茲《この》土に適《ゆ》く。吾知る其の必ず合ふ有るを。董生勉《つと》めよや。

夫れ子の時に遇はざるを以て、苟も義を慕い仁を彊《つと》むる者は皆愛惜す。矧《いわ》んや燕趙の士の、其の性に出づる者をや。

然れども吾嘗て聞く、風俗は化と移易《いえき》すと。吾悪《いずく》んぞ其の今の古の云う所に異らざるを知らん。聊か吾子の行を以て之れを卜《ぼく》するなり。董生勉めよや。

吾、子に因って感ずる所有り。我が為に望諸君の墓を弔ひ、其の市を観《み》、復昔時の屠狗者有らんか。我が為に謝して曰《い》へ、明天子上に在り、以て出でて仕ふ可《べ》しと。

〈本文〉

三、送董邵南序　　唐　韓　愈

燕趙古稱多二感慨悲歌之士一。董生擧二進士一、連不レ得二志於有司一。懷二抱利器一、鬱々適二茲土一。吾知其必有レ合也。董生勉乎哉。

夫以二子之不一レ遇レ時、苟慕レ義彊レ仁者、皆愛惜焉。矧燕趙之士、出二乎其性一者哉。

然吾嘗聞、風俗與レ化移易。吾惡知二其今不一レ異二於古所一レ云。聊以二吾子之行一トレ之也。董生勉乎哉。

吾因レ子有レ所レ感矣。爲レ我弔二望諸君之墓一、而觀二於其市一、復有二昔時屠狗者一乎。爲レ我謝曰、明天子在レ上、可二以出而仕一矣。

(『文章軌範』巻五、『古文真宝後集』巻六など)

〈字解と語句法〉

○燕趙　昔の燕の国、趙の国は今の河北省山西省の辺にあたる。

○感慨悲歌の士　燕の荊軻が刺客として秦に旅出つとき、「風蕭々として易水寒く壮士一たび去って復還らず」と歌ったという。それらを指す。

○擧進士　進士に挙げるのは政府・官であるので、ここは文意により挙げられと訓む。漢文にてしばしばみられる語法。既に本講座（一）に記したが更に例をあげる。（見や被の字があるとわかり易いが）

(1)天下有道、小徳役大徳、小賢役大賢（『孟子』離婁篇上）

天下道有れば小徳は大徳に役せられ、小賢は大賢に役せらる。

(2)屈原既放、遊吟於江潭云云。擧世皆濁我独清衆人皆醉我独醒是以見放（『漁父辞』『続文章軌範』巻二）

屈原既に放たれ、江潭に遊吟す、云云、挙世皆濁り、我独り清し、衆人皆酔い、我独り醒む、是を以て放たれたり。

○利器　リキ　するどい刃物、すぐれた才能。

○懐抱　カイホウ　ふところにいだく。

○適　テキ　ゆく。適帰の適。

○彊　キョウ　つとめる。
○愛惜　アイセキ　人を愛し、大事にする。
○矧　シン　いわんやと訓む。通常は況を使用する。
天子不召師、而況諸侯乎（『孟子』万章下）
天子すら師を召さず、而るを況んや諸侯をや
○化　カ　人民によい方向へ教えること、教化。
○移易　イエキ　うつり変る。
易はイと訓むときは容易の易、エキと訓むのは変易の易、訓み方で意味が異る。『傷寒論』でも温覆オンプと反覆ハンプクなど類例多い。
○悪　オ　にくむ、嫌悪、悪寒、上声
アク　わるい、善悪、悪党、入声
オ　いずくんぞ、いずくにか、平声
漢字には発音により、あるいは去入上平の韻の違いより意味が異ることがある。既に本講座（一）に例示したが、中は平声のときは「なか」で、中風、適中とあれば去声である。医書の注釈文に発音で、あるいは韻で表現し、その語の解釈を示していることがある。（傷寒論疏義など）例をあげると、

彼悪知之（『孟子』梁恵王上）

彼いずくんぞ之を知らん

その他、焉や安がなんぞ、いずくんぞと訓む場合がある。

○ト　ホク　ボク　うらないをする。

○望諸君　戦国時代の燕の将軍、名は楽毅。燕の昭王のとき、賢者を招くに「隗より始めよ」の有名な故事があるが、そのとき応募し重用せられ、斉を討って大功を樹てた。しかし恵王となって、讒言あって逃げ出した。しかし昭王の恩義に感じ、燕を批難することはなかったという。恐らく董生が中央政府を批評し、災を招くことの無いように墓を参詣せよと間接的婉曲に忠言したと推察される。

○屠狗者　前記の荊軻の仲間たち。義侠心の徒が多かった。

○出て仕うべし　間接的に都落ちを止めようとしたのではないかと説明されている。

〈口語訳〉

燕や趙の国には昔は感慨悲歌の士が多いといわれた。董生が進士となったが、引き続いて任官の志を遂げることができない。すぐれた才能を内に抱きながら、ふさぎ込んだ気持ちで、この土（燕趙の地）に行くことになった。私は、彼は必ずその地方の士と意気投合するであろうと思う。董生よ、しっかりしなさい。一般に男子が時勢にあわないが、義を慕い仁にはげむ者であれば、人々は皆その人を愛し、大事にするものである。まして燕趙の人は、それが天性にもとづくものであるから、なおさらである。

しかし私は前から聞いているのは、風俗は教化とともに変化するという。それ故私は、昔のいわれたことと今と同じであると、どうして知りましょうか。ともかくも君の旅行によってこれを判断しよう。董生よ、しっかりしなさい。私は君によって感じたことがある。私に代わって望諸君の墓に弔問してくれ。そしてその町をみていると、また昔の時代の屠狗の人もいるだろう。その人には私に代わって丁寧に「明天子が上におわしますので、出でて士官しなさい」と言ってください。

〈余説〉

古来本文は名文中の名文と言われ、その文端の変転より、奔流岩に激突する如しとも評されている。しかも韓愈が董生の才能を評価し愛していることは知られるが、果してこの行を薦めているか或いは自重を促し、出発を思い止めようとしたのか早々に読んでは判然し難く、含蓄のある文である。

〈訓読〉

三、項羽本紀賛　　漢　司馬遷

太史公曰く、吾之れを周生に聞く、曰く、舜目、蓋し重瞳子と、又聞く項羽も亦重瞳子と。羽は豈に其の苗裔ならんか。何ぞ興ること之れ暴なるや。

夫れ秦其の政を失し、陳渉難を首《はじ》め、豪傑蠭《ほう》起《き》し、相与《あいとも》に竝ひ争う、勝《あ》げて数うべからず。然るに羽寸尺有るに非ず、勢に乗じ隴畝《ろうほ》の中より起り、三年遂に五諸侯を将《ひき》いて秦を滅ぼす。天下を分裂して王侯を封じ、政羽より出で、号して覇王と為る。位終えずと雖も近古以来、未だ嘗て有らざるなり。

羽関に背き楚を懐ひ、義帝を放逐して自立するに及び王侯己に叛くを怨むは難し。自ら功伐に矜《ほこ》り、其の私智を奮って古を師とせず、謂えらく覇王の業は力征を以て天下を経営すべしと。五年卒《つい》に其の国を亡ぼし、身東城に死し、尚覚悟せずして自ら責めずは、過てり。乃ち天我を亡ぼす、用兵の罪に非るなりと引く。豈に謬らざるか。

〈本文〉

三、項羽本紀賛

漢　司馬遷

太史公曰、吾聞二之周生一曰、舜目蓋重瞳子、又聞項羽亦重瞳子。羽豈其苗裔邪。何興之暴也。

夫秦失二其政一、陳渉首レ難、豪傑蠭起、相與並争、不レ可二勝數一。然羽非レ有二寸尺一、乘レ勢起二隴畝之中一、三年遂將二五諸侯一滅レ秦。分二裂天下一、而封二王侯一、政由レ羽出、號爲二覇王一。位雖レ不レ終、近古以來未二嘗有一也。

及下羽背レ關懷レ楚、放二逐義帝一而自立上、怨二王侯叛一レ己、難矣。自矜二功伐一、奮二其私智一、而不レ師レ古、謂覇王之業可下以二力征一經中營天下上。五年卒亡二其國一、身死二東城一、尚不二覺悟一、而不二自責一過矣。乃引下天亡レ我非二用兵之罪一也上、豈不レ謬哉。（『史記』、『續文章軌範』卷二）

〈字句の解釈と語法〉

○太史公　司馬遷自身のこと。父とともに太史令となった。

○重瞳子　くろめ（瞳子）が二つある。

○豈…邪　前回述べたのと少しく異り、推しはかるの意味、だろうか、ことによるとしかも知れないと訳される。

○何…也　どうして（そうなの）か。

○苗裔　ビョウエイ　遠い子孫。

○陳渉　陳勝のこと。呉廣とともに秦末に反乱をおこしたはじめの人。

○蠭起　ホウキ　蠭＝蜂　はちのように群がり起こる。

○與　いろいろ使用されているので注意を要する。

1、文末のとき　歟と同じ疑問詞。

2、寧、孰、安などと併用すると、比較の文となる。

3、ともに―本文の例。

4、あたえる。

5、と、AとBと。

6、その他の用法もある。

○不可勝數　勝て数うべからずと訓む。
例をあげると、
不違農時、穀不可勝食也（『孟子』梁恵王上）
農時を違へざれば穀勝げて食うべからず
○隴畝　ロウホ　うねとあぜ、田舎、民間。
○謂　いうと読んでよいと思うが古い慣習では、いえらくと読んでいる
○背關　秦の故地を関中という。今の陝西省。
○尚　状態が持続する意味（第二講の尚と異なる）
例　一薫一蕕十年尚有臭（左伝）
十年たっても今でも臭いがある

〈口語訳〉

太史公は言う、私は周生から聞いたが、舜は黒目（瞳孔）が二つあった。また項羽も黒目が二つあったと。羽は舜の子孫であるまいか、どうしてその興るのが迅速であったのであろう。

そもそも秦がその政治が適正を失い、陳渉がはじめて反乱し、豪傑が蜂起し、相互に争うこと数えきれない。しかし項羽は寸尺の狭い土地をも有していないのに、勢いに乗じて民間より起こって、

三年にして遂に五諸侯を従えて秦を滅亡させた。天下を分けて王侯を封し、政令は羽から出て覇王となった。位は持続できなかったが、近古以来、未だないことである。

羽は秦の都の関中を去り、故郷の楚を懐い義帝を放逐して自立するに及び、王侯が己に叛くのを怨むのは難しいことである。自らは功伐を自慢して、私智を発揮し歴史を手本としない。覇王の仕事は力で押えて天下を経営すべきだと謂う。五年には卒にその国を滅亡させ、身は東城に死んだ。それでもそれを悟らずして、自らを責めないのは過誤である。それなのに天は我を亡ぼすので用兵の罪ではないと言っている。どうしても謬りでないとされようか。

〈余説〉

波瀾万丈の項羽の伝をこの短文にまとめ批評したことで有名で、短文の名文とされている。はじめに近古以来無しといいながら、難と過で中間で短評し、最後で謬という。

3、塾則　　中西深齋

〈本文〉

家設㆓講學之處㆒命曰㆑塾。塾也者熟也。學生之於㆑業、非㆔一旦所㆓以成㆒也。

研精練思、積レ之以二歳月一、然後漸入二其域一。非二熟之勞一、焉能至二於此一。所二以命爲一レ塾也。

惟此堂則雖レ不二相類一乎、假以二爲レ之所一。亦猶レ塾耶。

遠辭二其父母鄕黨一、来二遊京師一、欲下問二先正之道一、修中其術於我上也。而其稽留者一二年、或三五年。歳月之馳實如二白駒之過一レ隙。寸陰不レ可レ虚也。

而今不レ擇二其友一而交、遨逸之談、移レ晷而消レ日、不二啻無一レ益、亦將レ誘二其淫志一。此業之所二以難一レ成也。若レ此而歸、何面目見二其父母鄕黨一乎。交友之道、不レ可レ不レ擇。焉遨逸之談。何得レ誘二其淫志一哉。不レ虚二寸陰一、惟講學是勉焉、所レ望二于弟子一也。詩云「夙興夜寐、無レ忝二爾所生一」。諸生安得レ不レ勉乎。

（『静逸堂遺稿』より）

〈訓読〉

3、塾　則

中西深斎

家に講学の処を設け、命じて塾と曰ふ。塾なる者は熟なり。学生の業に於けるや、一旦に成る所以に非るなり。研精練思し、之れを積むに歳月を以てし、然る後に漸く其の域に入る。熟の労に非んば、焉んぞ能く此に至らんや。命して塾と為す所以なり。

惟此の堂は則ち相類せずと雖も、仮に之れを為す所を以てす。亦猶塾のごときか。

遠く其の父母郷党を辞し、京師に来遊し、先正の道を問い、其の術を我に修めんと欲するなり。而して其の稽留するは一二年或は三五年なり。歳月の馳する実に白駒の隙を過ぐるが如し。寸陰虚しくすべからず。

而今其の友を撰ばずして交り、遨逸《こういつ》之れ談して、晷《き》を移し日を消するは、啻に益無きのみならず、亦将に其の淫志を誘はんとす。此れ業の成り難き所以なり。此の若くにして帰る、何の面目にてか、其の父母郷党に見えん。

交友の道択らばざるべからず。焉んぞ遨逸これ談ぜん。何ぞ其の淫志を誘い得んや。寸陰を虚くせず、惟講学是れ勉むは弟子に望む所なり。詩に云ふ、「夙《つと》に興《お》き夜に寐《い》ね、爾《なんじ》の所生を忝しむ無かれ」と。諸生安ぞ勉めざるを得んや。

〈字句の解と語法〉

○塾也者　塾なるものは、也は断定のときに使用する。意を強めるときに名詞の次に使用する。者は通用の使用法では人や物をさす。『傷寒論』では…の証候の人は…湯である。というように使用する。

しかし、人や名詞に使用すると別義となることもある。

例をあげると、

顔回者　顔回は（『論語』先進篇）

顔回の性格、人物などを言うとき者を入れる。

道也者不可須臾離也（『中庸』）　道なるものは

○研精練思　詳しく調べ、思いを練る。

○焉　文末または句末にくるときは訓じない。あるいは「これ」「ここに」などとも訓ずる。文頭や句頭にあるときは「いずくんぞ」「なんぞ」と訓む。也や哉が最後につくことが多い。

例をあげると、

上有好者　下必有甚焉者矣（『孟子』滕文公上）

必ずこれより甚しい者有り

後世可畏、焉知来者之不如今也（『論語』子罕）

焉《なん》ぞ来者の今に如かざるを知らんや

○先正　センセイ　古代の賢臣（出典『書経』）、転じて過去の賢人。

○稽留　ケイリュウ　とどまる。

○白駒過隙　ハック、ゲキヲスグ　白い馬の行くのを壁などのすきまからみていると、瞬時に通りすぎる。日月の経過の速いことをいう（出典『荘子』）

○而今　ジコン　今より以後。

○遨逸　ゴウイツ　あそびなまける。

○移晷　キをうつす　晷《き》とはひかげ、日時計のかげ、時間を消費する。

○淫志　インシ　みだらな心。

○郷黨　キョウトウ　むらさと、郷里の人々。

○若此而歸　「かくのごとくにして帰る」と読むが一般的である。他方、「若し此れにして帰る」とも読めよう。

例として、

行而無資　行くに資無し（『続文章軌範』巻三、説商君趙良）。

○詩云　『詩経』の小雅・小宛に出ている。

○忝　辱しめると解釈されている。

○所生　生きる所とは父母を言う。
○交友之道不可不擇焉。遨逸之談何得誘其淫志哉。
本文では焉の上に句読点をつけて読んだが、このようにも読めるであろう。句読点のつけ方で異なることは後に（第十三講）のべる

〈余説〉

塾とは熟なりとの発想は奇抜で面白い。塾生を激励する先生の気迫がひしひしとわかるような気がする。

第四講

四、伶官伝《れいかんでん》の叙論

宋　欧陽脩

〈訓読〉

嗚呼、盛衰の理、天命と曰うと雖も、豈人事に非ずや。荘宗の天下を得る所以と其の之れを失う所以の者を原《たづ》ぬれば以て之れを知るべし。

世に言う、晋王の将に終らんとするや、三矢を以て荘宗に賜ひて、之れに告げて曰く、「梁は吾が仇なり、燕王は吾が立つる所、契丹は吾と約して兄弟と為る。而るに皆晋に背《そむ》き以て梁に帰す。此の三者は吾が遺恨なり。爾《なんじ》に三矢を与う。爾《なんじ》其れ乃父の志を忘るる無《なか》れ」と。

荘宗受けて之れを廟に蔵《おさ》む。其の後兵を用うれば則ち従事を遣し、一少牢を以て廟に告げ、其の矢を請ひ、盛《も》るに錦嚢を以てし、負うて前駆す。凱旋に及んで之れを納む。其の燕の父子を繋ぐに組を以てし、梁の君臣の首を函にし、太廟に入り、矢を先王に還して、告ぐるに成功を以てするに方《あた》り、其の意気の盛んなる、壮と謂うべきかな。

仇讐已に滅び、天下已に定まるに及び、一夫夜に呼び、乱者四応す。倉皇東に出て、未だ賊を見るに及ばずして、士卒離散し、君臣相い顧み、帰する所を知らず。天に誓ひ髪を断じ、泣《なみだ》下り、襟を沾《うるほ》すに至る、何ぞ其れ衰うるや。豈に之れを得るに難くして之れを失うに易きか。抑、其の成敗の迹に本づくは（而ち）皆人に自るか。

『書』に曰く「満は損を招き謙は益を受く」と。憂労以て国を興すべく、逸予《いつよ》以て身を亡すべきは自然の理なり。故に其の盛なるに方るや、天下の豪傑を挙げて、能く之れと争う莫し。其の衰うに及ぶや、数十の伶人之れを困めて、身死し国滅び天下の笑と為る。

夫れ禍患は常に忽微《こつび》に積んで、知勇は多く溺るる所に困しむ。豈独り伶人のみならんや。伶官伝を作る。

〈本文〉

四、伶官傳敍論

宋　歐陽脩

嗚呼、盛衰之理、雖レ曰二天命一、豈非二人事一哉。原下荘宗之所三以得二天下一与中其所二以失一レ之者上、可二以知一レ之矣。

世言、晉王之將レ終也、以二三矢一賜二荘宗一而告レ之、曰、梁吾仇也、燕王吾所レ立、契丹與レ吾約爲二兄弟一。而皆背レ晉以歸レ梁。此三者吾遺恨也。與二爾三矢一。爾其無レ忘二乃父之志一。莊宗受而藏二之於廟一。其後用レ兵則遣二從事一、以二一少牢一告レ廟請二其矢一、盛以二錦嚢一、負而前驅。及二凱旋一而納レ之。方下其繫二燕父子一以レ組、函二梁君臣之首一、入二於太廟一、還二矢先王一而告以中成功上。其意氣之盛、可レ謂レ壯哉。

及二仇讎已滅、天下已定一、一夫夜呼、亂者四應。倉皇東出、未レ及レ見レ賊、而士卒離散、君臣相顧、不レ知レ所レ歸。至二於誓レ天斷レ髮、泣下沾一レ襟何其衰也。豈得レ之難而失レ之易歟。抑本二其成敗之迹一、而皆自二於人一歟。

『書』曰、滿招レ損、謙受レ益。憂勞可二以興一レ國、逸豫可二以亡一レ身、自然之理也。故方二其盛一也、擧二天下之豪傑一莫二能與レ之爭一。及二其衰一也、數十伶人困レ之、而身死國滅、爲二天下笑一。夫禍患常積二於忽微一而知勇多困二於所一レ溺。豈獨伶人也哉。作二伶官傳一。

（『続文章軌範』巻七、頼山陽編『謝選拾遺』巻五、『唐宋八家文読本』十四巻などにある）

〈字句の解釈と語法〉

○五代　唐のあと後梁、後唐、後晋、後漢、後周と短い王朝が続いた。この時代を五代という。
　この五代史の一編である。

○伶官　レイカン　音楽家、俳優などをさす。荘宗これを寵愛し、ために政乱れ、遂に伶人のため殺されたという。

○晉王　名は克用、その長子が荘宗である。

○原　ゲン　たずねる、物の根元をたずねる。

○遺恨　イコン　後にのこるうらみ。

○乃父　ダイフ　父が子に対していう自称。

○無　命令形では“なかれ”と訓む、勿と同じ。
　例をあげると、
無友不如己者　己に如かざる者を友とする無れ。（『論語』学而）。

王如知此則無望民之多於隣國
王如し此れを知らば、則ち民の隣国より多きを望むこと無かれ（『孟子』梁恵王上）。

○少牢　牢とは廟に供える犠牲。
大牢とは牛羊豕の三種を供える。小牢とは羊豕の二種を供える。

○組　ソ　くみひも。

○方其繋父子　この方が何処までかかるか議論があろう。即ち「太廟に入る」か「成功を以てす」かである。此処では後者にとって訓んだ。

○倉皇　ソウコウ　あわてるさま。

○抑　ヨク　そもそも、それとも或いは。
例をあげると、
夫子至於是邦也、必聞其政、
求之與、抑與之與（『論語』学而）
之れを求めたるか、抑も之を与えたるか

○而
本其成敗之迹而皆自於人歟
ここの而は従来の訓読では訓まれてないのが通例である。

例をあげると、
子欲善而民善（『論語』顔淵）
子善を欲すれば民善ならん
人人親其親長其長而天下平（『孟子』離婁上）
人人其の親を親とし、其の長を長とせば天下平なり
これらの而は強いて訓めば、すなはちと訓み、則の意を有する。
○書曰く　大禹謨に見ゆ。
満はその後損（へらす）を招き、謙徳ある者は利益を受くと。
○忽微　コツビ　些細のこと。

〈口語訳〉

ああ、国家の盛衰の道理は天命といわれているが、人為の事ではないでしょうか。荘宗が天下を取った理由とそれを失った理由とをたずねてみると、それがよく知られよう。

世間に云うには、晋王が臨終のとき三矢を荘宗に与えて「梁はわが仇である。燕王は私が擁立したのだし、契丹は私と兄弟の約束をしたのだ。しかるに皆晋に離反し、梁に帰服した。この三人はわが遺恨である。今汝に三矢を与えるが、汝は乃父の志を忘れてはいけない」と云った。荘宗はこ

れを廟に蔵した。その後出陣するとき担当者を派遣して廟に供え物をして其の矢を請い、錦の嚢に入れ、これを負うて先頭を駆けた。凱旋するとこれを廟に納めた。燕王父子を捕えて組紐でつなぎ、梁の君臣の首を函に入れて太廟に入り、矢を先王に還して成功したと告げたとき、其の意気の盛んなること雄壮と謂うべきであろう。

仇讐が已に滅亡し天下が平定したのに、一人が夜半に声をあげたのに騒乱者が四方からこれに応じた。荘宗はあわてて東方に逃れ、未だ賊を見ないのに士卒が離反し、君臣が相顧みてその行先さえわからない。天に誓い髪を断ち、涙が下って襟を沾すことになったとは何んと衰えたことである。これは何んと、得ることは困難で失うことが容易であることであろうか。それとも成功と失敗の根本のものは皆人によるのであろうか。

書経に云う、「満は損を招き謙は益を受く」と、憂労は国を興し、逸豫を身を亡ぼすとは自然の道理である。それ故に其の盛んなときは天下の豪傑が集まっても之れと争えないし、其の衰えたときは数十人の楽人が之れを困しめて、身は死に国は滅んで天下のもの笑いとなった。

一般に禍患はつねに些細なことの積みかさねであり、知勇はその溺れる所に困められるのである。それは単に伶人のみのことであろうか。伶官伝を作った。

〈余説〉

史実をここでは十分に説明しないが、意味は理解できよう。欧陽脩は『新唐書』と『五代史』を編纂したが、この文は『五代史』中の名文とされ、『史記』に匹敵すと言われた。

〈本文〉

4、醫學舘學範（抄）　　畑　柳安

張長沙之書、爲二衆法之宗、群方之祖一。去レ古未レ遠、醫之大經大法皆存レ焉、千載不刊之書。豈可レ不二鑽仰一哉。晉皇甫子安『甲乙經』亦古醫典之遺。當レ取二徴於斯一焉。隋有二『病源候論』一、唐有二『千金』『外臺』一。古法之要妙存レ焉。宋『聖惠方』『和劑方』『聖濟總録』。楊魏二家亦多二經驗一。然洪博者少レ要。臨レ證簡レ方、運用變化存二乎其人一。金元以降明清輓近醫風大變。排レ古尚レ今、異論駁議。雖レ有二二三可レ取者一、要是臆斷、詭説、紊二亂古軌一。

本邦近世有二古方醫、後世醫之説出一焉。然其所謂古方醫者豈亦長沙氏之古矣哉。謾以二己之所一レ見、専致二攻撃一、殘忍無レ忌、祇五十歩百歩耳。學者當下専師二古人一必莫上レ惑二新奇偏見之説一。

本草出二于神農氏一、醫方之原始也。漢魏以來傳レ之、至二陶弘景、唐愼微一、増益補正、『大觀』『證類』可レ謂二大備一矣。明李時珍、務要二該博一、反傷二蕃蕪一。學者當レ斥二其冗濫猥雜及延年神僊之邪説一。辨覆校勘、以至二精微一則於二古人之用藥一左右逢原。（『医学館学範』巻一より）

〈訓読〉

4、医学館学範（抄）

畑　柳安

張長沙の書は衆法の宗、群方の祖と為す。古を去る未だ遠からず、医の大経大法皆焉《ここ》に存し、千載不刊の書なり。豈に鑽仰せざるべけんや。

晋の皇甫子安の『甲乙経』も亦古医典の遺なり。当に徴を斯に取るべし。隋に『病源候論』あり、唐に『千金』『外台』有り。古法の要妙、焉に存す。宋の『聖恵方』『和剤方』『聖済総録』楊魏二家、亦経験多し。然れども、洪博なる者にして要少し。証に臨み方を箇び、運用変化は其の人に存す。

金元以降明清輓近の医風大いに変じ、古を排し今を尚び、異論駁議す。二三取るべき者有りと雖も、要するに是れ臆断詭説、古軌を紊乱す。

本邦近世、古方医、後世医の説出づる有り。然れども其の所謂古方医たるは豈に亦長沙氏の古ならんや。謾に己の見る所を以て専ら攻撃を致し、残忍忌む無き、祇《ただ》五十歩百歩のみ。学者当に専ら古人を師とし、必ず新奇偏見の説に惑う莫るべし。

本草は神農氏に出て、医方の原始なり。漢魏以来之れを伝へ、陶弘景、唐慎微に至り、増益補正し『大観』『証類』は大いに備ると謂うべし。明の李時珍務めて該博を要し、反って蕃蕪に傷けらる。学者当に其の冗濫猥雑及び延年神僊の邪説を斥くべし。弁覈校勘し以て精微に至れば則ち古人の用薬に於いて左右逢原せん。

〈字句の解釈と語法〉

○不刊　フカン　ほろびない。

○甲乙経　『黄帝甲乙経』または『鍼灸甲乙経』。
晋の皇甫謐、字は士安が撰述する最も古い鍼灸の書である。

○病源候論　隋の巣元方ら奉勅撰。

○千金方、千金翼方　孫思貌の撰。

○外台　『外台秘要』　唐の王燾の撰。

○聖恵　『太平聖恵方』百巻、宋王懐隠ら奉勅撰。

○和剤方　『太平恵民和剤局方』十巻、宋の陳師文ら奉勅撰。

○聖濟　『聖済総緑』二百巻、宋徽宗勅撰。

○楊　楊倓　ヨウタン、字は子請、『家蔵方』二十巻を著わす。

○魏　宋の人、魏峴、『家蔵方』十巻を著す。

○簡　カン　えらぶ、簡択の簡。

○駁議　バクギ　他の意見を非難攻撃する。

○臆断　オクダン　推量して断定する。

○詭説　キセツ　いつわりの言説、うそ。

○紊乱　ビンラン　みだす。

○五十歩百歩　戦場で五十歩退却の人が百歩退却した人を笑ったが、結局同じであること（出典『孟子』梁恵王上）。

○陶弘景　梁の人、陶隠居とも言われる。『神農本草経集注』を著す。

○唐慎微　宋、四川省の人、『本草経』を整備補正して『経史証類備考本草』を撰した。この本が後に『大観本草』『政和本草』の底本となった。

○李時珍　明の人、東壁瀕湖山人と号す。『本草綱目』を撰した。

○該博　ガイハク　学問や知識が広くそなわっている。

○蕃蕪　バンブ　草木が生いしげる。

○冗濫　ジョウラン　無駄が多い。

○猥雑　ワイザツ　ごたごたと入り乱れる。

○延年　エンネン　長生きする。

○神僊　シンセン　神仙。

○辨覆　ベンフク　くりかえし相違点を明らかにす。

○逢原　ホウゲン　水源に逢う、文義に徹底する。

○存焉　存すと訓んでもよいが、焉に存すと訓んだ。焉は前回既に解説した。

○所謂古方醫者　者の字の意味―前回述べた。

〈余説〉

古医書に関する先生の見解を簡潔に表明したといえよう。

皇室の信用篤く、侍医となり、彼の塾に医学院の称号を与えられた。自らも医学館を建設し、教育に尽力した。『学範』の著書がある。然るに門人に著名な人無く、門流の繁栄はみられなかった。医学館が火災に遭ったことや『斥医断』や『弁温疫論』などの著書のため古方家流や温疫論愛好者などに排斥されたためであろうか。

第五講

〈訓読〉

五、潮州韓公廟の碑　宋　蘇軾

匹夫にして百世の師と為《な》り、一言にして天下の法と為《な》る。是れ皆以て天地の化《か》に参し、盛衰の運に関する有り。其の生《う》まるや自《よ》って来る有り、其の逝《ゆ》くや為《な》す所有り。故に申《しん》呂《りょ》は嶽《がく》より降《くだ》り、傅《ふ》説《えつ》は列星と為る。古今の伝うる所誣《し》ふべからざるなり。

孟子曰く「我善く浩然《こうぜん》の気を養う」と。是の気や尋常の中に寓《ぐう》して、天地の間に塞《ふさ》がる。卒然として之れに遇《あ》へば、王公も其の貴を失ひ晋《しん》楚《そ》も其の富を失ひ、良平《りょうへい》も其の智を失ひ、賁《ふん》育《いく》も其の勇を失ひ、儀《ぎ》、秦《しん》も其の弁を失ふ。是れ孰《た》れか之を然《しか》らしむるや。

其れ必ずや形に依って立たず、力を恃んで行《おこな》はず、生を待ちて存せず、死に随って亡びざる者有らん。故に天に在っては星辰《せいしん》と為《な》り、地に在っては河嶽と為《な》り、幽《ゆう》には則ち鬼神と為りて、明《めい》には則ち復《また》人と為る。此れ理の常、怪むに足る者無し。

東漢より以来道喪《ほろ》び文弊《やぶ》れ、異端《いたん》並び起る。唐の貞観《じょうかん》、開元《かいげん》の盛を歴《へ》て、輔《たす》くるに房《ぼう》杜《と》姚《よう》宋《そう》を以てするも救ふ能はず。独り韓文公布衣《ふい》より起り、談笑して之れを麾《さしまね》くに、天下靡《び》然として公に従ひ正に復帰す。蓋し此《ここ》に三百年なり。文は八代の衰を起して、道は天下の溺《でき》を済《すく》ひ、忠は人主の怒を犯し、勇は三軍の帥《すい》を奪《うば》う。此れ豈に天地に参《さん》じ盛衰に関《かん》し浩然《こうぜん》として独り存する者に非ずや。

（以下略）

〈本文〉

五、潮州韓公廟碑（抄）　宋　蘇軾

匹夫而爲二百世師一、一言而爲二天下法一。是皆有下以參二天地之化一、關中盛衰之運上。其生也有二自來一、其逝也、有レ所レ爲。故申呂自レ嶽降、傳說爲二列星一。古今所レ傳不レ可レ誣也。

孟子曰。我善養二浩然氣一。是氣也、寓二於尋常之中一而塞二乎天地之間一。卒然遇レ之、王公失二其貴一、晉楚失二其富一、良平失二其智一、賁育失二其勇一、儀秦失二其辯一。是孰使二之然一哉。

其必有下不二依レ形而立一、不二恃レ力而行一、不二待レ生而存一、不二隨レ死而亡一者上矣。故在レ天爲二星辰一、在レ地爲二河嶽一、幽則爲二鬼神一而明則復爲レ人。此理之常、無二足レ怪者一。

自二東漢一以來、道喪文弊、異端竝起。歷二唐貞觀開元之盛一、輔以二房、杜、姚、宋一、而不レ能レ救。獨韓文公起二布衣一、談笑而麾レ之、天下靡然從レ公、復二歸於正一。蓋三二百一年於此一矣。文起二八代之衰一、而道濟二天下之溺一、忠犯二人主之怒一、而勇奪二三軍之帥一。此豈非下參二天地一關二盛衰一浩然而獨存者上乎。（以下略）

（『文章軌範』巻四、『古文真宝後集』巻七、『唐宋八家文読本』二四巻など）

〈字の解と語句法〉

○**匹夫**　無位無官の人、庶民。平民。

匹夫云云、一言云云とあるは対句であり、その後に是れ皆、と締めくくっている。これは双関法と称し、漢文の修辞法の一種である。

例　吾嘗て終日食はず終夜寝ず、以て思う。(『論語』衛霊公)

○**天地の化**　天地が万物を育てているその作用、

○**参**　参加、参与する。

○**申、呂**　周の中興の名臣であった申侯と呂侯のこと。呂は通常、ロと読むが本来はリョと読む。

○**嶽より降る**　詩経の詩にある。伝説によると嶽の神霊が申侯、呂侯を人間界に降誕させたという。

○**傅説**　フエツ　殷の高宗に仕えた名臣、荘子によると死後天に昇って星となったという。

○**古今**　古と今との意のほか、ここでは古のこと、古からの伝説。漢文では反対の言を連言していることがあるので、漢文や古医書を読むときは注意を要する。

例　緩急　急のこと　胸痺緩急者薏苡附子散主之(『金匱』)緩急無可使者(『史記』倉公伝)

多少　多い、多少楼台煙雨中(唐詩)

○**誣**　ブ　うそをつく。おもねる。

○浩然の気　『孟子』公孫丑上に出ている。曰く「言い難し」と自らも言う通り説明はむずかしいが、「其の気たるや至大至剛、直を以て養ひて、害すること無ければ、天地の間に塞《ふさ》がる」といい「義と道とに配し、是れ無ければ餒《う》うなり」としている。本文ではそれを説明して韓愈の人と為りが浩然の気の発露とする。

○尋常　ジンジョウ　八尺と一丈六尺わずかの長さ、広さ、が原《もと》の義、なみ、普通の意となる。

○卒然　ソツゼン　にわかに

○晋楚　シンソ　戦国時代、今の山西省を中心に晋の国があり、揚子江流域に楚の国があり、ともに富強を誇っていた。

○良平　リョウヘイ　漢の高祖を支えた群賢の中の智者、張良と陳平とを指す。

○賁育　フンイク　斉の孟賁《もうふん》と衛の夏育《かいく》。孟子に古の勇者としてあげられている。

○儀秦　ギシン　戦国時代の外交家。弁舌に巧であった張儀（連衡説）と蘇秦（合従説）をさす。

○不二依レ形而立一、不二恃レ力而行一　不の字の位置に注意。
形に依って立《た》たず、力を恃んで行《おこな》はず。
外形（身分や地位）によって確立しない、威力によって実施しない。

○不二待レ生而存一、不二随レ死而亡一　不の字の位置に注意
生を待って存せず、死に随って亡《ほろ》びず

生れてから存在するのでなく、死とともに亡ぶものではない。

以上の句は浩然の気の説明である。

○**幽**　ユウ　死後の世界。

○**明**　メイ　生きているとき、幽明境を異にすの言葉あり。

○**異端**　イタン　聖人の教と異る説、仏教や楊朱墨子などの説をさす。

○**貞観**　ジョウカン　唐の太宗の年号。

唐の太宗は名臣房玄齢《ぼうげんれい》、杜如晦《とじょかい》の輔佐を得て、良い政治が行われ、太平の時代であった。『貞観政要』は太宗と家臣の問答を記した本で、帝王学、政治学の教科書として嘗て尊重された。『古文真宝後集』には正観に作る。宋の仁宗の諱をさけて改めたもの、漢文では往々このようなことがあるので注意を要する。

例　玄武湯―真武湯、斉の桓公―威公

白虎湯―白獣湯

○**開元**　カイゲン　唐の玄宗の初期の年号。姚崇（ヨウスウ）や宋璟（ソウエイ）の名臣の輔佐で唐の最盛期を作った。

○**布衣**　フイ　無位無官の人をいう。

起布衣―文意上、「布衣より起る」と読む。擧進士を進士に挙げられると読むと同じ（三講に示

した）

○麾　キ　あいずをする旗。
さしまねく、さしずする。

○靡然　ビゼン　なびき従う。

○八代　後漢、魏、晋、宋、斉、梁、陳、隋の王朝をさす。
この時代の文章は四六駢儷《べんれい》文などと称し華美な言句を尊重し故事を頻用し、文意不明瞭、文勢卑弱な文が流行した。韓愈は文章の復古を提唱して、その後それが主流となった。

○済㆓天下之溺㆒　唐で老荘や仏教が盛んであったのを排撃した。

○犯㆓人主之怒㆒　「仏骨を論ずる表」を上奏し、憲宗の怒にふれた。「雲は秦嶺に横わり家何にか在る」の有名な詩は、その潮州へ流されたときの詩である。

○奪㆓三軍之帥㆒　河北省の節度使が起した内乱のとき、叛軍の指揮官と議論して屈服させたという。『論語』子罕に三軍可㆑奪㆑帥、匹夫不㆑可㆑奪㆑志、とある。

〈口語訳〉

庶民であるのに百代までも師と仰がれ、一つの言葉であるのに天下の法とされる。これはすべて天地が万物を育てる働きに参加し、盛衰の機運に関係を持つからである。そのような人が生まるるのは来由があり、その死するときは事業が残るのである。その故に申侯 呂侯は四嶽の霊より降り、傳説《ふえつ》は列星となった。昔よりの伝えていることで、うそではない。

孟子の言に、「我は浩然の気を養っている」と。この気は普通の身体に宿っているが、天地の間にみちている。急にこれに遭うと、王公もその貴さを失うし、富裕を誇る晋 楚の国もその富を失うし、智者である張良や陳平も、その智を失うし、勇者である孟賁 夏育もその勇を失うし、辯説家の張儀や蘇秦もその辯を失うようになる。これは何がそうさせたのであろうか。

それは、外形や威力によって確立実行されたのでなく、生死によって存亡がきまるものではない。そういうものが必ずあるからである。その故に天に在っては星となり、地上では山や川となり、死後は鬼神となり、この世ではまた人間となる。これは当然の理であり、怪しむことでない。

東漢時代以降、道義が失墜し、文学が衰微して、異端の説が多く起こった。唐の貞観や開元の、盛んな時代に房玄齢《ぼうげんれい》や杜如晦《とじょかい》、姚崇《ようすう》、宋璟《そうえい》などの名臣が輔佐したのに、それを救い得なかった。しかるに独り韓文公のみは平民から身を起こし、談笑して指導すると、天下の人々がそれに従い正道にもどった。それから今まで三百年である。文学では八代続いた衰微を振り起こし、道義では天下の人の邪説に溺れているのを済い、忠節では君主の怒りも意に介せず、勇気は三軍の指揮官を屈服させた。このようなことは天地のはたらきに参じ、盛衰の機運に関連して浩然として独立して、存在する者でなくて何んであろうか。（後略）

〈余説〉

唐代の第一の文豪を題に、宋代第一の文豪が筆をとるとは誠に珍しいこと、名文中の名文として人口に膾炙した。長いので後半は残念ながら割愛した。

蘇軾は政治家文人詩人として有名であるが、医学にも造詣深いことはあまり知られてない。浅田翁の『脉法私言』『傷寒論識』にも、ときに引用され、また有名な「書を学べば紙費え、医を学べば人費ゆ」の恐ろしい言葉がある。『蘇沈良方』は宋の沈括の撰であるが、蘇軾の医説があるという。

〈本文〉

5、漫遊雑記（抄）

永富獨嘯菴

夫學二古醫道一者、運二思於『傷寒論』一、以二病者一爲レ師、曲盡二其變態一、則萬病之情狀、秩二然於胸裏一。夫然後可下以徹二未萌一治中未病上。今之醫者則不レ然。巧思不レ熟、規轍不レ定、病者至レ前始摸索焉。不二亦晩一乎。

從二事於古醫道一者、其人勢利不レ集二於心一、則亦未二必多讀一レ書、枕二一『傷寒論』一足矣。

世醫動謂、『傷寒論』之於二外邪一、天下無二以尚一レ焉。至二于雑病一、則未二必然一。嗚呼、卑卑哉。夫傷寒有二萬病一、萬病有二傷寒一、廻互參究、始可三能治二傷寒一、亦始可三能治二萬病一。故傷寒之爲レ書、極二證之變化一以盡二其治方一、萬病自顯二列其中一。乃雖二雑病一亦豈有二尚レ焉者一乎。是以學者苟能研究底厲、一握二驪珠於此中一、則治術之大本自立。而『千金』『外臺』宋元遼明之瑣言家説、亦皆爲二我使用一。猶三正統一定、則九夷八蠻悉奉二正朔一也。

傷寒考（抄）

山田正珍

余嘗讀二仲景氏書一觀二其立法之意一循循然莫レ不レ有二規矩一。説レ補不レ偏二乎補一、説レ瀉不レ偏二乎瀉一、曲-盡二機變之妙一以極二其源一。其文簡而達、其法約而中。苟能熟レ之、則不レ眩二於疾病之多一、無レ憾二於法方之少一、其爲二後世一慮者、可レ謂二詳且備一矣。

仲景序論實是感慨憤激之所レ發、所謂披二心腹一吐二情素一者、非下後人之自序二其書一以希レ售者比上也。但其天布二五行一以下係二叔和撰次之語一、非二仲景氏之舊一也。諺所謂貂不レ足狗尾續レ之者已。何者、思過レ半句、既爲二一篇結尾一、而

復起二一段議論一。是徴一也。（後略）

〈訓読〉

5、漫遊雑記（抄）

永富独嘯菴

夫れ古医道を学ぶ者は思を『傷寒論』に運《めぐ》らし、病者を以て師と為し、曲《つぶさ》に其の変態を尽《つく》さば、則ち万病の情状、胸裏に秩然《ちつぜん》たり。夫れ然る後に、以て未萌《びほう》を儆《けい》して未病《びびょう》を治すべし。今の医者は則ち然らず。巧思《こうし》熟せず、規轍《きてつ》定まらず、病者前に至って、始めて摸索《もさく》す。亦晩《おそ》からずや。

古医道に従事する者は其の人勢利《せいり》心に集まらずんば則ち亦未だ必ずしも多く書を読まず、一『傷寒論』を枕にして足《た》れり。

世医動《ややも》すれば謂う「『傷寒論』の外邪に於けるは、天下以て焉《これ》より尚《たかき》無し。難病に至っては則ち未だ必ずしも然らず」と。嗚呼、卑卑《ひひ》なる哉《かな》。夫れ傷寒に万病有り万病に傷寒有り、廻互参究《かいごさんきゅう》し始めて能く傷寒を治すべく、亦始めて能く万病を治すべし。故に傷寒の書為《な》る、証の変化を極《きわ》め、以て其の治方を尽し、万病自ら其の中に顕列《けんれつ》す。乃ち雑病と雖も亦豈に焉《これ》より尚《たか》き者有らんや。是《ここ》を以て学者苟も能く研究底厲し、一たび驪珠《りしゅ》を此の中に握れば則ち治術の大本自ら立つ。『千金』『外台『宋元遼明の瑣《さ》言家説も亦皆我が使用と為る。猶正統一たび定まれば則ち九夷《い》八蠻《ばん》悉《ことごと》く正朔《せいさく》を奉ずるごときなり。』

傷寒考（抄）

山田正珍

余嘗て仲景氏の書を読み、其の立法の意を観るに、循循然とし規矩《きく》有らざる莫し。補を説いて補に偏せず、瀉を説いて瀉に偏せず、機変の妙を曲尽《きょくじん》し以て其の源を極む。其の文簡にして達、其の法は約にして中《あた》る。苟も能く之に熟せば、則ち疾病の多きに眩《げん》せず、法方の少きに憾《うらみ》無し。其の後世の為に慮る者詳《くわしく》して且つ備《そなは》ると謂うべし。

仲景の序論は実は是れ感慨憤激《ふんげき》の発する所、所謂心腹を披《ひら》き、情素《じょうそ》を吐く者、後人の自ら其の書に序し以て售《う》るを希《ねが》う者の比に非ず。但だ其の天五行を布く以下は叔和撰次の語に係り、仲景氏の旧に非ざるなり。諺の所謂貂《ちょう》足らず狗尾《くび》之れに続く者のみ。何《なん》なれば思半ばを過ぐの句は既に一篇の結尾と為す。而して復一段の議論を起す。是れ徴の一なり。（後略）

〈字の解と語句法〉

○曲盡　キョクジン　こまごまと説きあかす。

ここでは思を運らしに対応して、曲《つぶさ》にと訓むことにした。

○秩然　チツゼン　きちんと順序立つさま。

○儆　ケイ　いましめる、警戒する。

○未萌　ビホウ　物事の起るきざしのおこる以前に。

○巧思　コウシ　巧みの考。

○規轍　キテツ　規準、規則、先哲の残した規準。

○摸索　モサク　さぐり求める。

○勢利　セイリ　権勢と利益。

○尚　ショウ　たかい。くわえる。

○無㆓以尚㆒㆑焉　以て焉《これ》より尚《たかき》無し、と訓む。

　例　上有㆓好者㆒下必有㆓甚㆑焉者㆒矣（『孟子』滕文公上）

　　上に好む者あれば、下に必ず焉より甚しき者あり、

　晋国天下莫㆑強㆑焉（『孟子』梁恵王上）

　　晋国は天下に、これより強きは莫し、

○卑　ヒ　いやしい。教養低い。

○迴互　カイゴ　相互に。

○参究　サンキュゥ　しらべきわめる。

○顕列　ケンレツ　あきらかにならんでいる。

○底厲　テイレイ（学問技術などの）奥底まできわめる。

○驪珠　リシュ　驪龍《りりゅう》、黒色の竜、この竜のあごの下に珠があると命がけで求めなければ得られない貴重なもの（出典『荘子』）

○正朔　セイサク　正月のついたち、転じて暦。

○奉㆓正朔㆒　その国の臣民となること。

中国では新王朝ができると新しい暦を天下に発布したことによる。

○九夷　クイ　東方の九種の異民族、古代の異民族。

○八蠻　ハチバン　古代中国の南方八種の異民族。

○循循　ジュンジュン　順序の整っていること、整然。

○規矩　キク　規則。（コンパスと定規のこと）

○憤激　フンゲキ　憤って気がいらだつ、いきどおってはげむ。

○情素　ジョウソ　真情、本心。

○狗尾　クビ　犬のしっぽ。

○貂　チョウ　身分の高い人の衣服を貂裘《ちょうきゅう》という。

この貂が不足したので狗の尾で補ったとの故事より立派なものに似て非なるものが続くことをいう。

○何者　何んとなればと訓む。単に何の一字のこともあるし或は則をつけることもある。

〈余説〉

若くして没した医傑独嘯庵の『漫遊雑記』は後学を激発する文章が多い。「一傷寒論を枕にして足れり」もその一つで、次の『傷寒考』をはじめとし、多くの書に引用された有名な句である。

山田正珍も若くして没した医学者の一人、傷寒論原序は前半のみ張仲景の文と主張した。名著『傷寒論集成』を著した。

第六講

〈訓読〉

六、春夜桃李の園に宴するの序　　唐　李白

夫れ天地は万物の逆旅《げきりょ》、光陰は百代の過客《かきゃく》なり。而して浮生は夢の若し。歓《よろこび》を為すこと幾何《いくばく》ぞ。古人燭を秉《と》って夜遊ぶ。良《まこと》に以《ゆえ》有るなり。況んや陽春我を召すに煙景《えんけい》を以てし、大塊《たいかい》我に仮すに文章を以てするをや。桃李《とうり》の芳園に会《かい》し、天倫《てんりん》の楽事《らくじ》を序《じょ》す。群季《ぐんき》の俊秀《しゅんしゅう》なるは皆恵連《けいれん》たり、吾人の詠歌は独り康楽《こうらく》に慚《は》づ。幽賞未だ已《や》まず、高談転《うた》た清し。瓊筵《けいえん》を開いて以て花に坐《ざ》し、羽觴《うしょう》を飛《と》ばして月に酔ふ。佳作有らずんば、何ぞ雅懐《がかい》を伸べん。如《も》し詩成らずんば、罰は金谷《きんこく》の酒数に依らん。

六、范雎蔡澤《はんしょさいたく》列伝の賛　　漢　司馬遷

太史公曰く、韓子称す、「長袖善く舞い、多銭善く賈《か》う」と。信なる哉是の言や。范雎蔡澤は世の所謂一切の弁士《べんし》なり。然れども諸侯に遊説し、白首に至るまで遇《ぐう》する所の無きは、計策《けいさく》の拙に非ず、為《ため》に説く所、力《ちから》少きなり。

二人羇《きりょ》旅し秦に入るに及んで踵《きびす》を継《つ》ぎ卿相を取り、功を天下に垂《た》るるのは、固より彊弱の勢異《ことな》ればなり。然れども士も亦偶合《ぐうごう》あり。賢者《けんじゃ》多く此の二子の如く、意を尽すを得ざるは豈に勝《あ》げて道《い》うべけんや。然れども二子困戹《こんやく》せずんば悪《いず》くんぞ能く激《げき》せんや。

〈本文〉

六、春夜宴桃李園序　　唐　李白

夫天地者萬物之逆旅、光陰者百代之過客。而浮生若レ夢、爲レ歡幾何。古人秉レ燭夜遊。良有レ以也。況陽春召レ我以二煙景一、大塊假レ我以二文章一。會二桃李之芳園一、序二天倫之樂事一。群季俊秀、皆爲二惠連一、吾人詠歌、獨慚二康樂一。幽賞未レ已、高談轉清。開二瓊筵一以坐レ花、飛二羽觴一而醉レ月。不レ有二佳作一、何伸二雅懐一。如詩不レ成、罰依二金谷酒數一。

(『続文章軌範』巻一『古文真宝後集』巻上 漢文名作選4)

六、范雎蔡澤列傳贊

漢　司馬遷

太史公曰、韓子稱、長袖善舞、多錢善賈。信哉是言也。范雎蔡澤世所謂一切辨士。然游二説諸侯一、至二白首一無レ所レ遇者、非二計策之拙一、所二爲説一力少也。及二二人羇旅入一レ秦、繼レ踵取二卿相一、垂二功於天下一者、固彊弱之勢異也。然士亦有二偶合一。賢者多如二此二子一不レ得レ盡レ意、豈可二勝道一哉。然二子不二困戹一、惡能激乎。

（『史記』『続文章軌範』巻七）

〈字の解と語句法〉

○天地者、光陰者　ここは天地は光陰はと慣習上訓まれている。

日本語では漢文の如く者の有無にあまり拘らない。前回も述べた如く、者の無いときは両者が相同じもの或は略同じものを言うときに、使用される。者のあるときは日本語で言えば、譬えば、……の様なもの、人名のときはその人の性格とか業蹟を言うときに者がある。同様物や事の事情や性状を言うとき者の字が使用される。

○逆旅　ゲキリョ　旅行者を逆《むか》える即ち旅館、宿屋、むかえるの意のときはゲキと訓む。

○光陰　コウイン　日光と日影、時間。

○過客　カキャク　過ぎ行く客人。

○浮生　フセイ　浮草の如く定まらない人生。

○秉㆑燭夜遊　古詩に「昼短かく夜長きを苦しむ　何ぞ燭を秉って夜遊はざる」とある。

○有㆑以　ユヘアリ　わけがある。

○煙景　エンケイ　霞のかかった景色。

○大塊　タイカイ　天地、自然。

○假㆑我以㆓文章㆒　文章を作る才能を附与した。

○天倫　テンリン　天然の順序、兄弟ここでは従兄弟を含む。

○群季　グンキ　多くの年少のもの。

○恵連　ケイレン　宋（南北朝時代の南朝）の謝恵連、幼少から詩をよくした。

○康樂　コウラク　宋（南北朝時代の南朝）の謝霊運、康楽公の封をついだので、康楽という、恵連の族兄で詩人である。
○幽賞　ユウショウ　しずかに眺め賞する。
○高談　コウダン　高い声で話す。高尚な談。
○轉　ウタタ　いよいよ、それから、それとも。
○瓊筵　ケイエン　玉の如きむしろ、立派な宴席。
○羽觴　ウショウ　雀の形をしたさかずき。
○飛　酒杯をやりとりしたことであるが、次に羽（觴）があるので飛と言った。
○雅懐　ガカイ　みやびやかの思。
○金谷酒數　晋の石崇（セキスウ、字は季倫《きりん》）が金谷園に宴を開き、客に詩を作らせた。詩のできない客には罰として三杯の酒をのませたという。
○范雎　ハンショ　戦国時代の魏の弁舌家、字は叔。秦の昭王に仕え遠交近攻策を用い功を立てた。
○蔡澤　サイタク　戦国時代の燕の政治家、秦の昭王に仕え大臣となって功を立てた。
○韓子─韓非子　戦国時代、韓の王族のひと、李斯とともに荀卿に学ぶ。またはその著書の名、法家思想といわれている。

○長袖云云　長い振袖はよく舞ができるし、銭の多いは商業がよくできる。

○無レ所レ遇　挙用される所が無い。遇される所無しと読んでもよい。

○所二爲説一　遊説した所の王侯をさす。

○計策　ケイサク　はかりごと

○羇旅　キリョ　旅行する。

○彊弱之勢異　はじめに遊説した国は弱く秦が強いことを云う。

○偶合　グウゴウ　偶然に出合う　他に出あう、よい運に合うと解釈す。

○豈可勝道哉　豈に勝《あ》げて道《い》うべけんや、

例　不レ違二農時一、穀不レ可二勝食一也、（『孟子』梁恵王上）。穀勝《あ》げて食べからず。

○不得盡意　思うままにならない。

○困戹　コンヤク　災難、苦しみなやむ。

○惡能激乎　憤激して功を立てることをなし得ようぞ

悪　いずくんぞと訓む（反語）

他に安、焉、寧などを使用する。

例　彼悪知之（『孟子』梁恵王上）

彼悪んぞ之れを知らん

割鶏焉用牛刀（『論語』陽貨）
鶏を割くに焉んぞ牛刀を用いんや

春夜桃李の園に宴するの序

〈口語訳〉

そもそも天地とは万物を送迎する旅館のようなもので、日月は永く続ける旅人のようなものである。そして人間の一生は夢の如くはかない。歓楽するのはいくらの時間があろうか。古人は燈火を持って夜も遊んだというが、誠に理由があるのである。まして陽気の盛んな春は煙霞の風景で我々を招くし、造物者は我々に文章の才を与えているのでなおさらである。そこで桃や李の花咲きにおう庭園に会合し、兄弟一族の楽しい集まりに参加した。年若いすぐれ秀《ひい》でているのは皆詩の上手な謝恵連に比すべきであるが、私の詩歌は康楽に及ばず慚《はずか》しいものである。幽《ゆか》しく静かに眺め楽しみが続き、高尚な談話がいよいよはずむ。立派な宴席にて花をながめて坐し、杯をかわして月下に酔うている。そこでよい詩ができなければどうして、みやびやかな心をのべあらわされようか。若し詩ができなかったら、昔金谷園の故事にならって罰として三杯の酒を飲ましめよう。

范雎蔡澤列傳贊

〈口語訳〉

太史公曰う、韓非子に「よい衣裳は舞を上手にみせ、多く金銭を有する人は商売が上手に出来る」とあるが、この言葉は誠に信頼できる。范睢と蔡澤とは世間でいうみな辨士である。それなのに諸侯を遊説し老齢になるまで挙用されなかったのは、その計画や策謀が拙劣であるのでなく、説いた対手が力が少なかったからである。この二人が旅行して秦に入るに及び、引き続き宰相となって天下に功績をあらわしたのは、もともと説く対手の強弱の勢が違ったためである。しかし士にもまた遇うのは偶然のことである。賢者でも多くは此の二人のように意のままにならなかったのは何んと数えきれないだろう。しかしながら二人とも困しみやなやむことがなかったら、どうして奮激して功を立てられようか。

〈余説〉

はじめの文は四六駢儷《べんれい》文といわれる文体である。

四字六字の句の対句を用い、美辞麗句をちりばめ故事（典故）を繁引する。（本文では長くなるのでその紹介を略した）この文体は六朝時代より盛んに作られた。

駢は二頭並んで車を引く馬〉対句を意味した。
儷は夫婦のこと

これらの文は唐代の韓愈らの古文復興の運動で排斥された。（前回の「文は八代の衰を興し」のところ参照）

しかし本邦では芭蕉や西鶴などの文にも引用され、有名であり、人口に膾炙している。

次の文は古文派の景仰する司馬遷の文である。両文を対比すると頗る興味があろう。

文章に転変起伏があり寓意があり単なる故人の評論のみでない。倚る所大でなければ功を立て難いといい、さらに史上に名を残し得なかった多くの士に満腔の同情を示した。かつ「困厄せずんば」と後世の人に戒を垂れている。

短文の名文として古来推賞されている。


〈本文〉

6、翻雕傷寒類方序

多紀桂山

余嘗謂『傷寒論』如二聚訟一。後世而有二張仲景一則『傷寒論』之後出者必勝。後世如無二張仲景一則『傷寒論』當レ求二王叔和以前本一。不レ見二王叔和以前本一、惟是就二今之『傷寒論』一、潜思研精、細細審覈、以辨二陰陽虚實寒熱之別、汗下攻補温和之分一、而令二見症施理之際、勿一レ有二差忒一而已。又何斷々詆詰與二古人一磨レ牙哉。

洄溪徐大椿靈胎、於二雍正乾隆間一著二醫書六種一。『傷寒類方』其一也。蓋其書以レ方分類、以レ症係レ方。體例精當詮釋簡核、一語不レ繳二繞前註一、頗多レ所二濬發一矣。

噫仲景之舊路已不レ可レ蹟。茲二除葛藤一以別開二捷徑一者、其實出二於不一レ得レ已。今如二斯書一雖レ未レ免二排纂割裂之習一、是亦體二認病情藥性一之一道也。學者詳讀而玩二策之一不下第爲中讀二『傷寒論』一之津梁上、抑且爲二見症施理之楷範一焉。

顧、此書呉舶載來未レ過二數部一、世罕覯者。爰出二架藏一翻鏤廣刷以普二流傳一。『倉山詩話』載。呉江布衣、徐靈胎有二權奇倜儻之名一。年將二八十一猶談論生レ風今在二溟渤之外一、卅年之後而讀二其書一以想二其人一洵覺レ不レ虚焉。

〈訓読〉

6、『傷寒類方』を飜雕《ほんちょう》するの序

多紀桂山

余嘗て謂う、『傷寒論』は聚訟《しゅうしょう》の如しと。後世にして張仲景有らば則ち『傷寒論』の後出する者必らず勝《まさ》らん。後世如《も》し張仲景無ければ則ち『傷寒論』は当に王叔和以前の本に求むべし。王叔和以前の本を見ざれば　惟是れ今の『傷寒論』に就いて　潜思研精《せんしけんせい》、細細審覈《しんかく》し　以て陰陽虚実寒熱の別、汗下攻補温和の分を弁じ、而して見症施理の際に差忒《さとく》あるなからしむのみ。又何んぞ斷々《ぎんぎん》として觝詰《ていきつ》し古人と牙を磨《みが》かんや。

洄渓の徐大椿《じょたいしん》霊胎《れいたい》は雍正《ようせい》乾隆《けんりゅう》の間に於いて医書六種を著はす。『傷寒類方』は其の一なり。蓋《けだし》其の書、方を以て分類し、症を以て方に係《かか》る。体例《たいれい》は精当《せいとう》、詮釈《せんしゃく》は簡核《かんかく》、一語も前註に繳繞《きょうじょう》せず、頗る濬發《しゅんばつ》する所多し。

噫《ああ》仲景の旧路已《すで》に蹟《せき》すべからず。葛藤を芟除《さんじょ》し以て別に捷径を開くは其の実已むを得ざるに出づ。今斯の書の如きは、未だ排纂割裂《はいさんかつれつ》の習を免れざると雖も、是れ亦病情薬性を体認する一道なり。学者詳読して之れを玩索《かんさく》すれば、第《ただ》に『傷寒論』を読む津梁《しんりょう》たるのみならず、抑《そもそも》且つ見症施理の楷範《かいはん》と為《な》らん。

顧るに此の書は呉舶《ごはく》載せ来る、未だ数部に過《す》ぎず、世罕《まれ》に観《み》る者なり。爰《ここ》に架蔵を出し、翻鏤広刷《ほんろうこうさつ》し以て流伝を普《あまねく》す。

『倉山詩話』に載す。呉江の布衣《ふい》徐霊胎は権奇倜儻《けんきてきとう》の名有り。年将に八十ならんとし猶談論風を生じ、今溟渤《めいぼつ》の外に在って、卅年の後にして其の書を読み以て其の人を想うに　洵《まこと》に虚しからずを覚《おぼ》ゆ。

〈字の解と語句法〉

○翻雕　ホンチョウ　翻刻と同じ。

○聚訟　ショウショウ　互に是非を争ってやかましい。ここでは訴訟をさす。

○後世而　後世にして、後世となって、而の用法に注意

例　四十五十而無聞焉斯亦不足畏也已（『論語』子罕）

四十五十にして聞ゆる無きは斯れ亦畏るるに足らざるのみ

地方百里而可以王（『孟子』梁恵王上）

地方百里にして以て王たるべし

○審覈　シンカク　詳しく調べる。
○潜思研精　センシケンセイ　思をころし深く研究する
○差忒　サトク　たがう、ちがえる。
○詆詰　テイキツ　そしりなじる。
○齗々　ギンギン　論争するさま。
○磨牙　マガ　牙を磨く、論争すること。
○洄溪　徐大椿が居た地名、後に彼をさす名ともなった。
○雍正　ヨウセイ　清朝の年号、一七二三―一七三五（日本の享保八年より）
○乾隆　ケンリュウ　清朝の年号、一七三六―一七九五（日本の元文元年より）
○詮釋　センシャク　説き明かす。
○簡核　カンカク　簡潔でまとを得ている。
○繳繞　キョウジョウ　からまりまつわる。
○濬　シユン　川底の泥をさらって底を深くする。
○芟二除葛藤一　サンジョ又はセンジョ　葛や藤のつるを刈りとる
○排纂　ハイサン　排列して編集する、雑多な注釈をとり去る意。
○津梁　シンリョウ　渡し場と橋、手引き、案内。

○楷範　カイハン　手本。
○玩索　ガンサク　意味をよく考え求める。
○翻鏤　ホンロウ　版木をほること。
○権奇　ケンキ　きわだってぬきんでている。
○倜儻　テキトウ　他に拘束されなく独立している。
○溟渤　メイボツ　ともに大海の意。
○卅年之後而　卅年の後にして、前述した後世而と同じ語法
　例　晝日煩躁夜而安静（傷寒論）
　　晝日煩躁し夜にして安静

〈余説〉

『類聚方』が広く行われたので、江戸医学館では古方家に反撥してこの本を刊行したのであろう。両者にはそれぞれ利点もあるし、短所もある。要は利用者の手腕にかかるであろう。

（参考拙著「類聚方とそれに続くもの」漢方の臨床三二巻十二号）

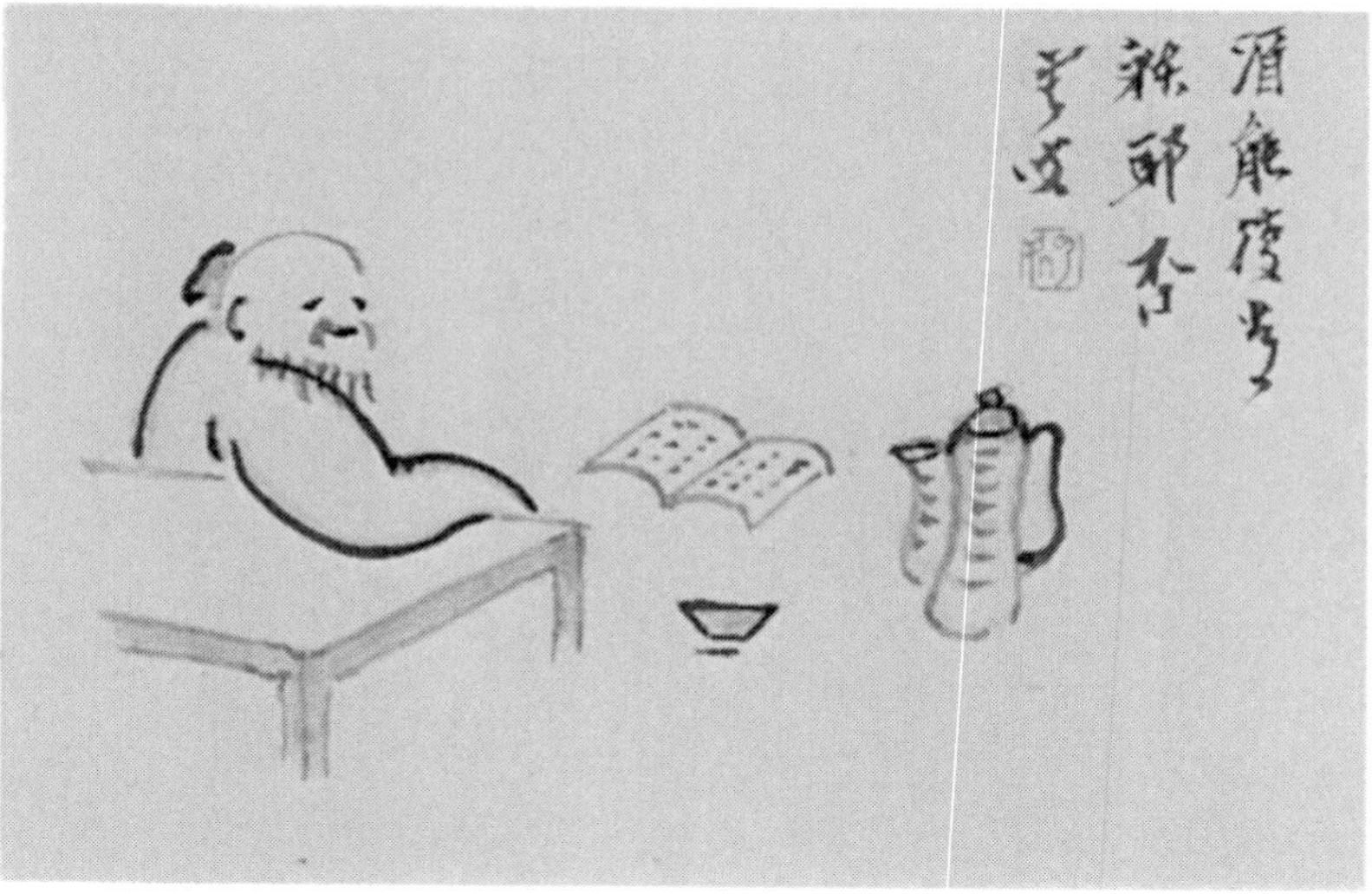

第七講

〈訓読〉

七、伯夷の頌

唐　韓愈

士の特立独行《とくりつどっこう》は義に適《かな》う而已《のみ》。人の是非を顧みざるは皆豪傑の士、道を信ずること篤《あつ》くして自ら知ること明らかなる者なり。一家之れを非とし、力行して惑《まど》はざる者寡《すくな》し。一国一州の之れを非とするに至り、力行して惑はざる者は蓋し天下一人而已《のみ》。若し挙世《きょせい》之れを非とし、力行して惑はざる者に至っては千百年に乃ち一人而已耳《のみ》。伯夷の若《ごと》き者は天地を窮《きわ》め万世に亘《わた》って顧みざる者なり。昭乎《しょうこ》たる日月、明《めい》と為すに足らず、崒乎《しゅっこ》たる泰山《たいざん》高しと為すに足らず、巍乎《ぎこ》たる天地容《い》るると為すに足らざるなり。殷《いん》の亡び周《しゅう》の興るに当りて、微子《びし》賢なり、祭器《さいき》を抱いて之れを去る。武王周公は聖なり。天下の賢士と天下の諸侯とを従へて、往きて之れを攻む。未だ嘗て之れを非とする者有るを聞かざるなり。彼の伯夷《はくい》叔斉《しゅくせい》なる者は乃ち独り以て不可と為す。殷既に滅《ほろ》び、天下周を宗《そう》とす。彼《かの》二子は乃ち独り其の粟《ぞく》を食うを恥じ饑死して顧《かえり》みず。是れに由って言う、夫れ豈に求むる有って為さんや。道を信ずること篤《あつ》くして自ら知る明らかなればなりと。

今の世の所謂士は一凡人《ぼんじん》之れを誉《ほむ》れば則ち自ら以て余有りと為し、一凡人之れを沮《はば》めば則ち自ら以て足らずと為す。彼独り聖人を非として自ら是《ぜ》とする此の如し。

夫れ聖人は乃ち万世の標準なり。予故に曰く、伯夷、若《ごと》き者、特立独行は天地を窮《きわ》め万世に亘って顧みざる者なりと。然りと雖も二子微《なか》りせば、乱臣賊子迹《あと》を後世に接せん。


〈本文〉

七、伯夷頌　　唐　韓愈

士之特立獨行適二於義一而已。不レ顧二人之是非一、皆豪傑之士、信レ道篤、而自知明者也。

一家非レ之力行而不レ惑者寡矣。至二於一國一州非一レ之、力行而不レ惑者、盖天下一人而已。若至二於擧世非レ之力行而不レ惑者一千百年乃一人而已耳。若二伯夷一者窮二天地一亙二萬世一而不レ顧者也。昭乎日月、不レ足レ爲レ明、萃乎泰山、不レ足レ爲レ高、巍乎天地、不レ足レ爲レ容也。

當二殷之亡周之興一、微子賢也、抱二祭器一、而去レ之。武王周公聖也。從三天下之賢士與二天下之諸侯一而往攻レ之。未二嘗聞一レ有二非レ之者一也。彼伯夷叔齊者、乃獨以爲二不可一。殷既滅矣、天下宗レ周。彼二子乃獨恥レ食二其粟一、餓死而不レ顧。由レ是而言、夫豈有レ求而爲哉。信レ道篤而自知明也。今世之所謂士者、一凡人譽レ之則自以爲レ有レ餘、一凡人沮レ之則自以爲レ不レ足。彼獨非二聖人一而自是如レ此。

夫聖人乃萬世之標準也。予故曰、若二伯夷一者、特立獨行窮二天地一亙二萬世一而不レ顧者也。雖レ然微二二子一、亂臣賊子接二迹於後世一矣。

（『謝選拾遺』（頼山陽輯）巻七、『唐宋八家文読本』巻一）

〈語句の説明と語法〉

○特立獨行　トクリツドッコウ　世俗に従わず自らの信念を行うこと。

○適二於義一　義―正しい人の道、五常の一つ。これに適合する。

○至…非之…不惑者　至るがどこまでかかるか問題であろう。ここでは非之までとした、それは不惑者…一人とすれば文法上穏かであるからである。

○昭乎　ショウコ　明らかなるさま。

○崒乎　シュッコ　高く聳《そび》えるさま。

○巍乎　ギコ　広大なるさま。

○祭器　サイキ　祭の道具、亡国を予想し先祖の祭りを絶えぬようにそれを持って去ったのである。

○乃　ダイ　すなわちと訓む慣わしであるが、口語訳をすると種々の使い方があることが知られる。

(イ)それでこそ、やむなく、はじめて（強意）

(ロ)そこで、そうしてから（順接）

(ハ)ところで、それだのに、かえって（逆接）

千百年乃一人及び次の伯夷叔斉者乃、二子乃、聖人乃…皆(イ)に属す。千百年にはじめてあらわれた一人だ。

例○夫我乃行レ之反而求レ之不レ得二吾心一（『孟子』梁恵王上）

夫れ我乃ち之れを行い、反って之れ求め吾が心に得ず—私が実にやったのに、その心がわからない。

○嗟夫二人者予乃見二其盛衰一（欧陽脩『釈秘演詩集』序、謝選拾遺巻一）

二人について其の盛衰を見ているのはほかならぬ私である。

以上(イ)にあたる。

○項王乃大驚曰漢皆已得レ楚乎（『史記』）

項王はそこで大いに驚いて曰うには、漢は已に楚を得たのであろうか。

(ロ)にあたる。

○大禹聖人乃惜寸陰（『晋書』）

大禹は聖人乃ち寸陰を惜む

大禹は聖人なのに、それでも寸陰を惜む。

(ハ)にあたる。

○粟　ゾク　穀物の総称。俸禄のことをさす。

○微二子　二子なかりせばと訓む。

例　微二管仲一吾其被レ髪左レ衽矣（『論語』憲問）

●管仲微《な》かりせば吾れそれ髪を被り衽を左にせん。

〈口語訳〉

士と称されるような人が世俗の慣習に従わず独自の行為をするのは正しい道に合致しているのみである。他人の批評を意に介しないのは皆豪傑の人で道義を篤く信じ、自らがそれに明らかなひとである。

一家の人がこれを不可とするのに力行して惑わないものは少ない。一国一州の人が不可とするのに力行して惑わないものは、思うに天下に唯一人のみである。もし世を挙げてこれを不可とするのに力行して惑わないものに至っては、千百年の間にはじめて一人あるのみである。伯夷のような人は天地を窮め万世に亘って（広さと時間とを超越して）顧みざる人である。昭《あきら》かな日月もこれに比すれば明でなく、あの高くそびえる泰山も高くないし、広々とした天地も容れないほど大きいのである。

殷の国が亡び周の国の興ったとき、微子は賢人で殷の亡ぶを予知して祭器を持って立ち去った。武王　周公は聖人であって、天下の賢人と天下の諸侯とともに殷を攻めた。これを非とするのを聞いたことは無い。彼の伯夷　叔斉という人はそれなのに独りこれを不可とした。殷が既に亡びて天下は周を宗室とした。彼の二人はそれなのに独り、周の粟を食うを恥じ、饑死して身を顧みない。この事実から言うと、どうして何か期待する所あって為したでしょうか。道義を信ずること篤く、自らもそれに明らかであるからである。

今世の士と謂《いわ》れる人は一凡人が誉めれば自らは満足し、一凡人が沮めば自ら足らざる人とする。彼は聖人のやったことを不可とし、自らが可であるとすること前述のようである。

そもそも聖人とはそれこそ万世の標準である。故に私は曰う、伯夷のような方はその特立独行は天地を窮め万世に亘って顧みざるものであると。それはそうとして二人のものがいなかったら、乱臣賊子が後世に沢山できるでしょう。

〈余説〉

伯夷叔斉の伝記は『史記』列伝の第一にあるが、本文はそれに劣らぬ名文と称されている。

頼山陽は韓公一代の文章中、世教に大益あるもの、この篇が第一であるとし、また雖然以下の十字は秋霜烈日の如しと批評した。

〈本文〉

7、温疫論私評序

多紀茝庭

自レ古學者挾二其所一レ長、自命二一家一者、往往欲下持二己見一以印中定後人眼目上、而不レ知二立言之弊或流而爲一レ偏也。如二呉又可『温疫論』一是已。唯善讀者淘而汰レ之替否而獻可、則未二始無一レ益矣。劉松峰著二『類編』一於二其敍次紛錯字句謬戻者一、細加二是正一。而至二其説當否一則置而不レ論。舒馳遠撰二『摘録』一、雖下於二達原飲等一稍加中辨駁上、然大抵語焉未レ詳、則倶未レ爲下善讀二呉氏書一者上也。余常嘅二于斯一、將人就二呉氏書中一、辨下析其能羽二翼仲景一者與中其悖二于仲景之旨一以悞二後人一者上述爲地一書天。事務倥偬有レ志不レ果。

頃者南豐秋吉文卿著二『温疫論私評』一、刊印問レ世、請二余弁言一。披而閲レ之、於二呉氏之所一レ偏、必逐一辨二訂之一、於二呉氏之所一レ長必詳加二表章一。其説往往與二愚見一相符而其精確非二劉舒二氏之所一レ及。眞爲二善讀者一、則余亦擱レ筆勿二復煩辨一已。抑嘗攷レ之、當二明清鼎革之際一、熱疫暴行、遽犯二少陽一陷二陽明一。呉氏特目二-擊此等證一、遂立下温疫無二表證一邪著二膜原一、及陰證世間罕有之説上。且不レ察二仲景就レ證而命名之義一。又不レ知三仲景所謂傷寒是外邪之凡名、而温疫實包二-在其中一、肆然別樹二旗幟一開二後人岐誤之端一。此余之所レ云立言之弊、流而爲レ偏者矣。然除二達原三消二方一外、臨床處方深得二仲景不傳之祕一則卓然足三以羽二-翼仲景一。文卿所謂彼此對照反覆玩味、當レ如レ合二符契一者、盖亦謂レ此也。

文卿之書出而後學知レ所二取舍一則不二啻呉氏書之應用無一レ愆、而仲景之旨亦有二因以燦然者一則其益二于人一固不二淺鮮一云。

〈訓読〉

7、温疫論私評の序

多紀茝庭

古より学者、其の長ずる所を挾《はさ》み、自ら一家を命ずる者は往々己が見を持して以て後人の眼目を印定《いんてい》せんと欲して、而も立言の弊、或は流れて偏と為《な》るを知らざるなり。呉又可の『温疫論』の如き是れ已《のみ》。唯善く読む者は淘して之れを汰し、替否《たいひ》して献可《けんか》すれば則ち未だ始より益無しとせず。劉松峰『類編』を著し、其の叙次の紛錯《ふんさく》、字句の謬戻《びょうれい》なる者に、細《つぶさ》に是正を加う。而《しか》るに其の説の当否に至れば則ち置いて論せず。舒馳遠『摘録』を撰し、達原飲等において稍弁駁《べんばく》を加うと雖も、然れども大抵、語って未だ詳《つまびら》かならず、則ち倶《とも》に未だ善く呉氏の書を読む者と為《な》さざるなり。余常に斯に慨《なげ》き、将に呉氏書中に就いて其の能く仲景を羽翼する者と、其の仲景の旨に悖《もと》り以て後人を悞る者とを辨析《べんせき》し、述べて一書を為さんとす。事務倥偬《こうそう》、志有るも果さず。

頃者《このごろ》南豊の秋吉文卿『温疫論私評』を著はし刊印し世に問い、余に弁言《べんげん》を請う。披《ひら》いて之れを閲するに、呉氏の偏する所に於ては必ず逐一之れを弁訂《べんてい》し、呉氏の長ずる所に於ては必ず詳らかに表章《ひょうしょう》を加う。其の説往々にして愚見と相い符して、其の精確は劉舒二氏の及ぶ所に非ず。真に善く読む者と為す、則ち余も亦筆を擱《お》き復煩弁《またはんべん》する勿《な》き已《のみ》。

抑《そもそも》、嘗て之れを攷《かんが》うるに、明清鼎革《ていかく》の際に当り、熱疫暴行し遽《にわ》かに少陽を犯し、陽明に陥る。呉氏特に此等の証を目撃《もくげき》し、遂に温疫に表証無く、邪膜原《ばくげん》に著き及び陰証世間に罕《まれ》に有るの説を立つ。且つ仲景証に就いて命名するの義を察せず。又仲景の所謂傷寒は是れ外邪の凡《はん》名にして温疫は実に其の中に包在するを知らず。肆然《しぜん》として別に旗幟《きし》を樹《た》て後人の岐誤《きこ》の端を開く。此れ余の云う所の立言の弊流れて偏と為る者なり。然れども達原三消の二方を除くの外は、臨床処方深く仲景不伝の秘を得、則ち卓然以て仲景を羽翼するに足る。文卿の所謂彼此対照、反覆玩味《はんふくがんみ》は当に符契《ふけい》に合するが如きなるべき者、蓋し亦此れを謂うなり。

文卿の書出《い》でて後学取舎する所を知れば、則ち啻《ただ》に呉氏の書の応用、愆《あやま》る無きのみならず、而して仲景の旨も亦因って以て燦然《さんぜん》たる者有り、則ち其の人に益する固より浅鮮ならずと云う。

〈字の解と語句法〉

○**学者**　(イ)学問を修得した人。(ロ)学ぶ者。(ハ)学は、学とは、学なるものは。三通り訓み得るが、ここでは(イ)である。

○**印定**　インテイ　印をつける。

○**淘**　トウ　善いものと悪いものを選び分ける。

○汰　タ、タイ　劣るものを選び分けて去る。
○替否　タイヒ　捨てるものと取るもの。
○獻可　ケンカ　ためになることばを君に申し上げる。
○紛錯　フンサク　入り乱れる。
○謬戻　ビョウレイ　まちがいもとる。本来の文字は戾で下が犬であるが、通常下を大と書いている。
○辨駁　ベンバク　他人の言論に道理に合わない点をあげて攻撃する。弁難駁撃の略。
○羽翼　ウヨク　鳥のはね、はねの如く左右から助ける。
○悖　ハイ　もとる、そむく。
○悞　ゴ　あやまる、誤と同じ。
○辨析　ベンセキ　見分ける、判断する。
○倥偬　コウソウ　いそがしいさま。
○辨言　ベンゲン　字典には書経を引いて、口上手な言葉とあるが、ここは序文のことであろう。
○逐一　チクイチ　ひとつひとつ。
○辨訂　ベンテイ　可否を弁して訂正する。
○表章　ヒョウショウ　表し明らかにする。

○精確　セイカク　くわしくたしか。
○擱筆　カクヒツ　筆をおく。
○鼎革　テイカク　革命のこと。
○膜原　マクゲン、バクゲンともいう。また募原ボゲンという。
『温疫論』で邪のつく所とした。
○肆然　シゼン　ほしいままのさま。
○旗幟　キシ　はたしるし、はたとのぼり。

〈余説〉

碩学茝庭翁が『温疫論』についてどう評価しているかを知る貴重な文献であり、また私評の概略の内容を推知できる。

中国では『温疫論』を『傷寒論』と別個に取り扱うようであるが、本邦の医学界の主流は茝庭の如くに考えていた。

第八講

〈訓読〉

八、岳陽楼《がくようろう》の記　　宋　范《はん》文正公

慶暦《けいれき》四年の春、滕子京《とうしけい》謫《たく》せられ、巴陵《はりょう》郡に守たり。越《こえ》て明年、政通じ、人和し、百廃具《とも》に興《おこ》る。乃《すなは》ち岳陽楼を重修《じゅうしゅう》し、其の旧制を増《ま》し、唐賢今人の詩賦《しふ》を其の上に刻し、予に属《しょく》し、文を作り以て之れを記せしむ。

予夫の巴陵の勝状を観《み》るに、洞庭《とうてい》一湖に在り。遠山を銜《ふく》み、長江を呑み、浩《こう》々湯《しょう》々、横に際涯《さいがい》無く、朝暉《き》夕陰《いん》、気象万千なり。此れ則ち岳陽楼の大観《たいかん》なり。前人の述《じゅつ》備《そな》はれり。然らば則ち北は巫峡《ふきょう》に通じ、南は瀟湘《しょうしょう》を極《きわ》め、遷客《せんきゃく》騒人《そうじん》多く此《ここ》に会す。物を観《み》るの情、異《こと》る無きを得《え》んや。

若し夫れ霪雨霏霏《いんうひひ》、連日開けず、陰風怒号《いんぷうどごう》し濁浪《だくろう》空を排し、日星曜《ひかり》を隠《かく》し、山岳形を潜《ひそ》め、商旅《しょうりょ》行《ゆ》かず、檣《ほばしら》傾き檝《かじ》摧《くだ》け、薄暮冥冥《はくぼめいめい》、虎嘯《うそぶ》き猿啼《な》く。斯の楼に登るや則ち国を去り郷《きょう》を懐《おも》ひ、讒《ざん》を憂ひ、譏《き》を畏《おそ》れ、満目蕭然《しょうぜん》として感極って悲しむ者有らん。

春和《やわら》ぎ景《けい》明《あきら》かに、波瀾《はらん》驚かず、上下天光、一碧万頃《べきばんけい》、沙鴎《さおう》翔集《しょうしゅう》し、錦鱗游泳《きんりんゆうえい》し、岸芷汀蘭《がんしていらん》、郁《いく》々青《せい》々たり。而して或は長煙一空、皓月《こうげつ》千里、浮光《ふこう》金を躍《おど》らせ、静影璧《せいえいへき》を沈め、漁歌互に答うる若《ごと》きに至っては、此の楽何ぞ極《きわま》らん。斯の楼に登るや則ち心曠《ひろ》く神怡《よろこ》び、寵辱《ちょうじょく》皆忘れ、酒を把《と》り風に臨《のぞ》み、其の喜洋々たる者有らん。

嗟夫《ああ》、予嘗て古仁人の心を求むるに二者の為すに異る或《あ》るは何ぞや。物を以て喜ばず、己を以て悲まず、廟堂《びょうどう》の高きに居《お》らば則ち其の民を憂ひ、江湖《こうこ》の遠きに処《お》らば、則ち其の君を憂《うれ》う。是れ進むも亦憂ひ、退くも亦憂うなり。然らば則ち何《いず》れの時にして楽まんや。其れ必ず天下の憂に先《さき》んじて憂ひ、天下の楽に後れて楽しむと曰はんか。噫《ああ》斯の人微《なか》りせば吾誰れと与《とも》にか帰せん。

〈本文〉

八、岳陽楼記

宋　范文正公

慶暦四年春、滕子京謫守㆓巴陵郡㆒。越明年政通人和百廢具興。乃重㆓修岳陽楼㆒、増㆓其舊制㆒、刻㆓唐賢今人詩賦于其上㆒、屬㆑予作㆑文以記㆑之。

予観㆓夫巴陵勝状㆒、在㆓洞庭一湖㆒。銜㆓遠山㆒呑㆓長江㆒、浩浩湯湯、横無㆓際涯㆒、朝暉夕陰、氣象萬千。此則岳陽樓之大觀也。前人之述備矣。然則北通㆓巫峽㆒、南極㆓瀟湘㆒、遷客騷人多會㆓于此㆒。覽㆑物之情、得㆑無㆑異乎。

若夫霪雨霏霏、連日不㆑開、陰風怒號、濁浪排㆑空、日星隱㆑曜、山嶽潛㆑形、商旅不㆑行、檣傾檝摧、薄暮冥冥、虎嘯猿啼。登㆓斯樓㆒也、則有㆓去㆑國懷㆑鄉、憂㆑讒畏㆑譏、滿目蕭然感極而悲者㆒矣。

至㆑若㆓春和景明、波瀾不㆑驚、上下天光、一碧萬頃、沙鷗翔集、錦鱗游泳、岸芷汀蘭、郁郁青青。而或長煙一空、皓月千里、浮光躍㆑金、靜影沈㆑璧、漁歌互答㆒、此樂何極。登㆓斯樓㆒也、則有㆓心曠神怡、寵辱皆忘、把㆑酒臨㆑風、其喜洋洋者㆒矣。

嗟夫、予嘗求㆓古仁人之心㆒、或㆑異㆓二者之爲㆒、何哉。不㆓以㆑物喜㆒、不㆓以レ己悲一、居二廟堂之高一、則憂二其民一、處二江湖之遠一、則憂二其君一。是進亦憂、退亦憂。然則何時而樂耶。其必曰下先二天下之憂一而憂、後二天下之樂一而樂上歟。噫微二斯人一吾誰與歸。

（『文章軌範』巻六、『古文真宝後集』巻上）

〈語句の説明と語法〉

○岳陽楼　洞庭湖の東北の岸にある町の城壁にある楼、湖を一望でき、多くの人の有名な詩がある。

○謫　タク　左遷される。謫せられと訓む。

挙進士、進士にあげられと訓むと同じ。（第三講参照）

○守二巴陵郡一　巴陵郡の長官となった。守は名詞であるが、ここでは動詞に使用していることに注意。

例・君君臣臣父父子子（『論語』顔淵）

君は君たり、臣は臣たり……

第二字は皆名詞を動詞にして使用している。

・徳何如則可以王矣（『孟子』梁恵王上）

徳何如（いか）なれば則ち以て王たるべきか。

○百廢具興《ともにおこる》　昔からの制度設備のすたれたもののすべてが再興された。具　グ　は倶と同じ、ともに、みな、そろって。

○乃　スナハチ　そこで、前回（七講）参照せよ。

○唐賢　トウケン　唐時代の賢人。

○屬　ゾク　ショク　囑に同じ、いいつける。

○記之　通常は之れを記すと訓むが、前に屬の字があるので記せしむと受身に読む。前に、このような字が無くとも文意上そう読むのは前回（三講）で「進士に挙げられ」の例を示した。

○勝状　ショウジョウ　すぐれた景色―勝景。

○浩浩　コウコウ　水の広がるかたち。

○湯湯　ショウショウ　広い水面に波が動くさま、トウと読むときは、ゆ、温泉、薬湯の意。

○横　オウ　左右また東西方向（庚の韻）、またよこしま、ほしいまま。このときは仄韻（敬）となる。

○気象萬千　気象によりいろいろと多様に変化する。

○大観　大体の景観。
○遷客　センキャク　左遷されて来た人、また僊に通じて仙を学び慕う人とも解される。
○騒人　ソウジン　離騒（楚の屈原の詩賦）様の韻文を作る人、転じて風流の人をさす。
右の二熟語は文人墨客をさすことが多い。
○若夫　ここでは「もしそれ」と訓んだ。夫の…の若《ごとき》と訓む方もいる。
○霪雨　インウ　長雨、淫雨とも云う。
○霏霏　ヒヒ　雨や雪がしきりに降る形容。
○陰風　インフウ　曇り空や夜空に吹く風。
○排空　そらをハイす　空をおしのける、即ち濁浪をさかまき空をおしあげるようだと形容した。
○商旅　ショウリョ　行商人。
○檣傾き檝摧け　舟船が浪に翻弄されているさまを云う。
檝は楫　ショウ　かじ、かいと同じ
○冥冥　メイメイ　くらい様子を示す。
○猿啼　さるなく　猿の啼き声は旅人の悲しみを招くものとして詩に歌われている。
○蕭然　ショウゼン　悲しくさびしい形容。
○春和ぎ景明かに　春の日ざしがやわらぎ明るい。

○上下天光　空と水との光がかがやいている。
○岸芷汀蘭　ガンシテイラン　岸辺に生えている香のよい草。
○郁郁青青　イクイクセイセイ　香がふくよかにただよい、草が青々と生え茂る。
○浮光躍レ金　湖面に浮ぶ光、水面に反射する光が金を躍らすようである。
○靜影沈璧　水に浮ぶ月影は水中に璧《たま》を沈めたようにみえる。
○寵辱　チョウジョク　栄誉と恥辱。
○臨レ風　風に吹かれること。
○或異二者之爲何哉　「二者の為すに異る或《あ》るは何ぞや」又は「或は二者の為すに異るは何ぞや」
と訓む。二者とは前述の悲しむ者楽しむ者をさす。
○廟堂　ビョウドウ　朝廷をさす。
○江湖　コウコ　廟堂に対し、民間に在るをさす。
○不以物喜不以己悲　不の字の位置に注意
○何時而樂　而の使用法に注意（第一講四講六講参照）
○微斯人　斯《この》人なかりせば、前回七講、「微二子」がある。
例　微管仲吾其被髮左衽矣（『論語』憲問）
管仲微《な》かりせば吾れ其れ髪を被り衽を左にせん。

○吾誰與歸　與は歟と同じで疑問の字とし、吾誰れにか帰せんと読む方もあろうが、多くの注釈書は誰とmoとも（與）にか帰せんと読む。

例・百姓足君孰與不足（『論語』顔淵）

百姓足らば君孰《たれ》と與にか足らざらん。

・王誰與爲善（『孟子』滕文公下）

王誰と与《とも》にか善を為さん。

・士大夫之去位而巷處者、誰與嬉遊

士大夫の位を去りて巷処する者、誰と与にか嬉遊せん

（韓愈、送温處士赴河陽軍序『文章軌範』巻二）

・國無其人誰與興理（柳柳州　箕子碑『文章軌範』巻六）

国に其の人無ければ誰と与《とも》にか理を興《おこ》さん。

〈口語訳〉

慶暦四年の春に、滕子京が左遷され、巴陵郡の太守になった。その翌年、政治がよくととのい、人々が和し、廃止された多くのことが復興した。そこで岳陽楼を再び修復し、昔の造作を増し、唐代の賢人や現今の人々の詩賦を楼の上に刻し、私に依頼して文を作り記録するようにした。

私のみるところではこの巴陵のすぐれた風景は洞庭湖の一湖に存在する。すなわち遠い山々をうつし出し、長江の水を取り込んで、ひろびろとして波がうごき、ほしいままに果てが無い。朝日の輝き、夕日の暮れと、気象がいろいろと変化する。これがすなわち岳陽楼の大体の眺めであり、もう前人の記述に十分に尽くされている。

それでここは北は巫峡に通じ、南は遠く瀟湘に至るので、左遷された人や風雅の人が多くここに集まる。これらの人々はこの風景を眺め、異なった感情が無いと云えましょうか。

長雨が降り続き、来る日も来る日も晴れない。暮れの風が怒号するように吹き、濁浪が空におどりあがり、日や星の光が遮られ、山々の姿がみえず、商人の往来なく、舟は帆柱が傾き、楫《かじ》がくだけ、夕は冥々と暗く、虎が吠え猿が泣く。もしこのような状況でこの楼に登れば、立ち去った故郷を懐い出し、讒言を憂い譏を畏れ、満目の風景は蕭然として寂しく、感極まって悲しむ者があるでしょう。

春光が和らぎ風景が明るく、波瀾起こらず、空と水とがひかりかがやき、碧一色が萬頃に広がり沙鴎がとび集まり、錦の如き魚が泳いでいる。岸辺には芷や蘭がふくよくの香りただよい、青々と生えている。あるいは煙が長く空にたなびき、皓々とした月光が千里にも及び、湖面に浮かぶ光は金を躍らせるようであり、静かに月影がうつり、璧を沈めてあるようであり、漁父は互いに歌い合うようなときになると、この楽しみは果てしない。この状況でこの楼の上れば心がひろびろとし精神がなごやかに、栄誉も恥辱も皆忘れ、酒をのみ風に吹かれ、その人の喜は身にあふれるでしょう。ああ、私は古の仁人の心を推測したことがあるが、上の二者（風景をみて悲しむ人、楽しむ人）と異なる行為をするものがいる。それはなんであろうか。外物や自己のことで喜んだり悲しんだりしない。朝廷の高官にいるときは民衆のことを憂い、遠く民間にあっては君主を憂うのである。これは進むも憂い、退くのも憂うのである。それならば何時《いつ》になったら楽しむのであろうか。その人は必ず言うでしょう。「天下の人が憂えるよりも先に憂い、天下の人が楽しんでから楽しもう」と。ああ、このような人がおられないなら、私は誰と一緒に行動しましょうか。

〈余説〉

後楽園の名は現在小学生でも知っている。しかしその命名は水戸侯によること、先憂後楽より出ていることを知っている人は少い。明治時代までは政治を担当するものの金言、信条として先憂後楽の言葉があげられ、その出典として本文が愛誦された。

簡潔に岳陽楼からの眺望を記し、古仁人として自己の信条を述べるとともに謫されている滕子京に対する温い心遣いがみられ、古来名文として評価されている。

〈本文〉

8、傷寒論疏義序

喜多村　直寛

醫之有二『傷寒論』一、猶三儒之有二『語』『孟』一也。自二聊攝氏創一レ解、而詮釋諸家浩如二煙海一、或影響揣摩、横生二枝節一、或師心臆斷、妄作二聰明一、未レ有下能甄綜而剖二析之一者上。學者恆苦レ取二於標準一焉。

寛自レ受レ讀、涵二濡此經一、殆二十年。童時從二先君子一仰二聆訓誨略一、領二梗概一。既長而涉二獵群籍一、每三言及二仲景書一、輙筆レ之、搗二網積草青箱一、非二一日一矣。奈下何頃歳眼患二肝風一、讀視頓廢、亦不中以二著述一爲上レ意。雖レ然數稔以還頗殫精竭慮所レ得而一旦委二之烟塵一、心竊爲レ不レ忍也。於レ是曉窓夜燭摩二挲病眼一、取二舊時箚記一、逐條細勘、逐句研審、芟二其蕪穢一、擷二其菁英一、必參二之實見一、質二諸庭聞一、融會貫通、以期レ愜二經旨一而止矣。蓋自二丙申一迄二戊戌一、冬霜夏緑、裘葛三易而始竣功。自謂レ擬下宋儒注二『語』『孟』一之體上。尚恐レ多二罣誤一、藏二之筴衍一有レ年矣。

今茲再取二前稿一更加二點竄一、釐爲二七卷一、顏曰二『傷寒論疏義』一。雖レ未レ能三研幾探賾闡二發蘊奧一、庶乎俾三參閲特易無二浩瀚之煩一。抑非レ如二復從來注釋循文敷衍一也。

嘗讀二李濟翁『資暇録』一云、李喜レ注二『文選』一、有二初注、再注一以至二五注者一。蘇子由注二『老子』一亦自言、晩年於二舊注一、多レ所二改易一。學以レ年進、務求二至當一不レ易、良工苦心千載如レ見。

寛質性椎魯、見聞殊隘《せまし》。今如二此著一、不二敢自信一、聊備二他日削藁之資、併以就一レ正。當世學者、若匡二厥紕繆一、補二其不一レ逮企而望レ之。

〈訓読〉

8、傷寒論疏義の序

喜多村直寛

医の『傷寒論』有る、猶儒の『語』『孟』有るがごとし。聊摂《りょうせつ》氏解を創《はじ》めて自《よ》りして、詮釈《せんしゃく》の諸家は浩として煙海の如く、或は影響揣摩《えいきょうすいま》、横《よこしま》に枝節生じ、或は師心臆断《おくだん》、妄りに聡明《そうめい》を作し、未だ能く甄綜《けんそう》して之れを剖析《ぼうせき》する者有らず。学ぶ者恒《つね》に標準に取るに苦《くる》しむ。

寛読を受て自《よ》り此経に涵濡《かんじゅ》する殆ど二十年。童時先君子に従ひ、聆訓誨略《れいくんかいりゃく》を仰ぎ梗概《こうがい》を領《さと》る。既に長じて群籍を渉猟《しょうりょう》し、仲景の書に言及する毎に、輒ち之れを筆し、積草を青箱に搗網《とうもう》する一日に非ざるなり。頃歳《けいさい》、眼、肝風を患ひ、読視頓《とみ》に廃し、亦著述を以て意と為さざるを奈何《いかん》せん。

然りと雖も数稔以還《ねんいかん》、頗る殫精竭慮《たんせいけつりょ》し得る所にして、一旦之れを烟塵に委《ゆだ》ぬるは心窃《ひそ》かに忍びずと為すなり。是に於いて暁窓夜燭病眼を摩挲《まさ》し、旧時の箚記《さっき》を取り、逐《ちく》条細勘《さいかん》し、逐句研審《けんしん》し、其の蕪穢《ぶえ》を芟《さん》し、其の菁英《せいえい》を擷《けつ》し、必ず之れを実見に参し、諸《これ》を庭聞《ていぶん》に質《ただ》し、融会《ゆうかい》貫通し、以て経旨に悃《かな》うを期して止む。蓋《けだ》し丙申《へいしん》より戊戌《ぼじゅつ》まで冬霜夏緑、裘葛《きゅうかつ》三たび易《か》えて始めて竣功《しゅんこう》す。自ら宋儒の『語』『孟』に注するの体に擬《ぎ》すと謂う。尚罣誤《けいご》多きを恐れ、之れを篋衍《きょうえん》に蔵する年有り。

今茲に再び前稿を取り、更に点竄《てんざん》を加え、釐《おさめ》て七巻と為し、顔して『傷寒論疏義』と曰う。未だ研幾《けんき》探賾《たんさく》、薀奥《うんのう》を闡発《せんぱつ》する能はずと雖も、庶《こいねが》はくは参閲《さんえつ》特に易く浩瀚《こうかん》の煩無からしめ、抑《そもそ》も復従来の注釈の循文敷衍《じゅんぶんふえん》の如くに非《あらざ》るなり。

嘗て李済翁の『資暇録』を読むに云う。「李『文選』を注するを喜び、初注再注有り以て五注に至る」と。蘇子由『老子』を注し、亦自ら言う「晩年旧注に於て改易《かいえき》する所多し」と。学は年を以て進み、務めて至当を求むは易《やす》からず、良工の苦心千載見るが如し。

寛、質性椎魯《ついろ》、見聞殊に隘《せま》し。今此著の如きは敢えて自ら信せず、聊《いささか》か他日削藁《さくこう》の資とし、併せて以て正に就くに備う。当世の学者若し厥《そ》の紕繆《ひびゅう》を匡《ただ》し、其の逮《およ》ばざるを補うは企《き》して之れを望む。

〈字解と語法〉

○語孟　論語、孟子。

○聊攝氏　成無己のこと、生れが聊摂であるのでこう云う。『註解傷寒論』『傷寒明理論』などの著あり、人名にはこのような出身地をさす例が多い。

○詮釋　センシャク　説き明かす。

○煙海　エンカイ　かすみかかった海、広大なさま。

○揣摩　スイマ　自分の心で、他人の心を推しはかる。

○臆断　オクダン　推量して断定する。

○聰明　ソウメイ　耳がよく聞こえ目がよく見える、道理に通じること。

○甄綜　ケンソウ　是非優劣を見分け調べる。

○剖析　ボウセキ　分解する、分析する。

○受レ讀　読み方を習う。

○涵濡　カンジュ　涵―ひたし、うるおす。　濡―うるおう、ぬれる。二字で俗に云ういりびたりの意であろう。

○聆訓　レイクン　聆はくわしく聞く、訓はおしえ。

○誨略　カイリャク　誨はおしえる、略―概略のこと。

○梗概　コウガイ　あらまし、大略。

○領　リョウ　さとる、心に理解する。

○渉獵　ショウリョウ　歩き廻って狩をする。本を広くあさって読む。

○搗網　トウモウ　搗―うつ、たたく。網―あみ、あみで捕える種々検討し整理したことを指すのであろう。

○積草　セキソウ　茂っている草　〉これまで多年文献を集録したのをさすのであろう。

○青箱　セイショウ　家世相伝のこと

○頃歳　ケイサイ　近頃、

○頓　トン　とみに、にわかに。
○肝風　『素問』に肝は目を主とある。肝風とは肝臓が風を受くること。
　肝邪上昇し頭部昏睡或は痛み、耳目清からずと説明されている。
○殫精竭慮　殫竭ともにつくすと訓む。
○摩挲　マサ　手でなでまわす。
○細勘　サイカン　細かに考える。
○研審　ケンシン　十分に調べる。
○芟㆓其蕪穢㆒　芟サン　かる。
○擷㆓其菁英㆒　擷ケツ　つみとる。
○蕪穢　ブエ　土地が荒れて雑草がしげる、いやしいこと。
○菁英　セイエイ　二字ともに華の意、立派なことを指す。
○庭聞　テイブン　庭訓テイキン　家庭のおしえよりして家庭で聞いたことを指す。
○融會　ユウカイ　よく了解する。
○貫通　カンツウ　物事のすじみちが通っている、よくわかる。
○經旨　ケイシ　経の主旨、傷寒論の主旨。
○愜　キョウ　かなう、ぴったりあう。

○丙申――一八三六年。
○戊戌――一八三八年。
○裘葛　キウカツ　皮ころも（冬服）とかたびら（夏服）、すなわち一年をさす。
○罣誤　カイゴ、ケイゴ　罣は、はばむ、さえぎる。
○筴衍　キョウエン　篋衍《キョウエン》の誤りであろう。篋は、はこ、笥（出典『荘子』。）
○筴　サク　策と同じ、
　キョウ　箸、はさむ。
○點竄　テンザン　文章などの字句を改める。
○釐　リ　おさめる、原本釐に作る。釐は『康熙字典』には草の名とし釐の俗字としている。
○研幾　ケンキ　かすかなことを究め知る。
○探賾　タンサク　かくれて明かでないものをさぐり求める。
○蘊奥　ウンノウ　学問などの奥義。
○闡發　センハツ　闡は明かにする、闡明に発現する。
○參閲　サンエツ　〔参はしらべる、照し合わせる。
　閲はよくみる、しらべみる。〕
（参考）鑽閲　深く研究する。

○浩瀚　コウカン　物の多く豊かなこと、書籍の巻数の多いこと。
○循文　ジュンブン　循はよりそう、頼りとする、踏襲する。
○敷衍　フエン　おしひろめる、意味をおしひろめて説明する。
○改易　カイエキ　とりかえる。
○椎魯　ツイロ　おろかで融通のきかない。
○削藁　サクコウ　草稿を削って消す。
○就正　シュウセイ　正に就《つ》く、正しいことにつき従う。
○紕繆　ヒビュウ　あやまり。
○匡　キョウ　ただす。
○逮　タイ　およぶ。
○企　キ　つまだって待ち望む、のぞむ。

〈余説〉

この文は『疏義』の著述のための多年の苦辛が想見されよう。自ら宋儒の語孟の注釈の体に擬すとは先生の自信のほどが知られる。多紀茝庭はその序にこの本を高く評価しているが、愚見と異なるありと云う。『傷寒論』の解釈はいかに難しいかを示すといえよう。

本文は字典にない熟語があるが、文意を推定して解釈した。

第九講

〈訓読〉

九、古戦場を弔うの文（抄）　唐　李華

浩々乎《こうこうこ》として平沙《へいさ》垠《かぎり》無く、敻《はるか》に人を見ず、河水縈帯《えいたい》し、群山糾紛《きゅうふん》す。黯《あん》として惨悴《さんすい》し、風悲《かぜかなし》み日曛《く》る。蓬断《よもぎた》え草枯《くさか》れ、凛《りん》として霜晨《そうしん》の若《ごと》し。鳥《とり》飛んで下らず、獣挺《けものはし》って群《ぐん》を亡《うしな》う。亭長《ていちょう》余に告《つ》げて曰く「此れ古戦場なり、常《かつ》て三軍を覆《くつがえ》す。往々鬼哭《きこく》し、天陰《くも》れば則ち聞《きこ》ゆ」と。心を傷《いた》ましむる哉。秦か漢か将《はた》近代か。

——中略——

都尉《とい》新に降り、将軍復《また》没す。屍は巨港の岸を填《うず》め、血は長城の窟《あな》に満《み》つ。貴と無く賤と無く、同じく枯骨と為る。勝《あ》げて言うべけんや。鼓衰へて力尽き、矢竭《つ》きて弦絶《た》つ。白刃交って宝刀折れ、両軍蹙《せま》って生死決す。降《くだ》らんか、身を夷狄《いてき》に終へん。戦はんか、骨を沙礫《されき》に暴《さら》さん。鳥は声無く山寂々《せきせき》たり。夜は正に長く、風淅々《せきせき》たり、魂魄《こんぱく》結んで天沴々《けつけつ》（沈々）たり。鬼神聚《あつま》って、雲羃羃《べきべき》たり、日光寒《さむ》く草短《くさみじか》し。月色苦《さ》えて霜白し。心を傷《いた》ましめ、目を惨《いた》ましむ、是の如き有らんや。

―中略―

蒼々たる蒸民、誰か父母無からん。提携捧負《ていけいほうふ》、其の寿ならざるを畏《おそ》る。誰か兄弟無からん。足の如く手の如し。誰か夫婦無からん、賓《ひん》の如く友《ゆう》の如し。生けるは何の恩ぞ、之れを殺す何の咎《とが》ぞ。其の存其の没、家聞知《ぶんち》する莫し。人或は言う有るも、将《はた》信じ将《はた》疑《うたが》はん。心目《しんもく》に悁々《えんえん》し、寤寐《こび》に之れを見る。奠《てん》を布《し》き觴《しょう》を傾《かたむ》け、哭《こく》して天涯《てんがい》を望む。天地為《ため》に愁ひ草木凄悲《せいひ》す。弔祭至らざれば精魂《せいこん》依る無からん。必ず凶年《きょうねん》有りて、人其れ流離《りゅうり》せん。嗚呼噫嘻《ああああ》時か命か、古従《よ》り斯《かく》の如し。之を為す奈何《いかん》。守《まもり》四夷《しい》に在り。

〈本文〉

九、弔古戰場文　唐　李華

浩浩乎平沙無レ垠、夐不レ見レ人。河水縈帯、群山糾紛。黯兮慘悴、風悲日曛。蓬斷草枯、凛若二霜晨一。鳥飛不レ下、獸挺亡レ群。亭長告レ余曰、此古戰場也、常覆二三軍一、往往鬼哭、天陰則聞。傷レ心哉。秦歟漢歟、將近代歟。

—中略—

都尉新降、將軍復沒。屍填二巨港之岸一、血滿二長城之窟一。無レ貴無レ賤、同爲二枯骨一、可二勝言一哉。鼓衰兮力盡、矢竭兮弦絶。白刃交兮寶刀折、兩軍蹙兮、生死決。降矣哉、終二身夷狄一、戰矣哉、暴二骨沙礫一。鳥無レ聲兮山寂々。夜正長兮、風淅淅。魂魄結兮、天泬々（沈々）。鬼神聚兮、雲冪冪。日光寒兮草短。月色苦兮霜白。傷レ心慘レ目、有レ如レ是耶。

—中略—

蒼蒼蒸民、誰無二父母一。提攜捧負、畏二其不一レ壽。誰無二兄弟一。如レ足如レ手。誰無二夫婦一、如レ賓如レ友。生也何恩、殺レ之何咎。其存其沒、家莫二聞知一。人或有レ言、將信將疑。悁二悁心目一、寤寐見レ之。布レ奠傾レ觴、哭望二天涯一。天地

爲愁、草木凄悲。弔祭不レ至、精魂無レ依。必有二凶年一人其流離。嗚呼噫噫、時耶命耶、従レ古如レ斯。爲レ之奈何。守在二四夷一。

（『古文真宝後集』巻五、『続文章軌範』巻三）

○印は韻をふんでいるを示す。

〈語句の説明と語法〉

○浩々乎　広いさま。
○垠　ギン　地のはて、かぎり、さかい。
○敻　ケイ　はるか、とおい。
○縈帯　エイタイ　めぐりまつわる。
○糾紛　キュウフン　いりみだれる。
○黯　アン　夕暮れ、うす暗いさま。
○慘悴　サンスイ　いたみうれえる。
○曛　クン　たそがれ、夕方。
○凛　リン　寒さがきびしい。

○挺　テイ　ぬく（抜）、ぬけでる。

○亭長　テイチョウ　宿場役人の長。

○常　ジョウ　つね、つねにの意のほか、かつて、昔の意がある。

○三軍　サングン　大軍のこと。周代は大国の所有した軍隊。

　例　三軍可レ奪レ帥也匹夫不レ可レ奪レ志也（『論語』子罕）

○覆　フク　くつがえす、転覆・覆滅の覆、全滅した。

○往往　オウオウ　ときどき、しばしば、時として。

○鬼哭　キコク　幽霊が泣く。

○都尉　トイ　征戦を司る将官。

○新　『古文真宝後集』は新であるが、『続文章軌範』では親とある。

○蹙　ショク　せまる（迫）さしせまる。

○夷狄　イテキ　異民族、東夷北狄と称した。

○淅々　セキセキ　風や鈴などのさびしい音の形容。

○魂魄　コンパク　人が死ぬと魂（精神）は天に上り魄（肉体）は地に帰すと信じられた。しかし非常の下に死ぬと魂と魄とが分離せず、結ばれて人に禍を及ぼすという。

○沈々　チンチン　静かなるさま、『続文章軌範』には沈々、『古文真宝後集』には泬々ケツケツに作る。
○泬々　ケッケツ　空虚なるさま、ひっそりとして不気味なさま。
○冪々　ベキベキ　雲が重く覆っているさま。
○傷心惨目　心目を傷惨す。思う心も見る目をもいたましめる。天長地久—天地長久と同じ語法。
○蒼々　ソウソウ　衆民を草木の青々と生ずるに譬えた。人民を蒼生という。
○蒸民　ジョウミン　蒸は衆と同じ。多くの人民。
○提携　テイケイ　互に手をつなぐ。
○捧負　ホウフ　手で抱き背に負う。
○悁々　エンエン　憂い悲しむ。
○寤寐　コビ　さめてもねても。
○布㆑奠傾㆑觴　祭壇を設け供え物をならべ、お酒を傾けそそぐ。
○流離　リュウリ　さすらいはなれゆく、故郷より離れ去る。
○守在㆓四夷㆒　『左伝』にある句、注に徳遠きに及ぶとある。
「古は天子の守四夷に在り、天子卑しければ守諸侯にあり云々」。

〈口語訳〉

広々とした砂漠ははてしなく、遠くにも人影はない。黄河は帯のようにめぐり、多くの山々は入り乱れている。うす暗くて、心に憂いをおぼえ、風は悲しい音をたて、日はくれてゆき、蓬はちぎれ、草は枯れ、きびしい寒さは霜の朝のようである。鳥は飛んでも下におりないし、獣は飛び出して仲間を失っている。宿場の長は私に告げて云う。ここは古戦場である。昔、大部隊が全滅した。ときどき亡魂の泣き声があり、とくに天候の曇《くも》れば聞こえると。何と痛ましいことであることよ。それは秦の時代のことか、漢の時代のことか、あるいは近代でしょうか。—中略—

大将軍が新に（親《みず》から）降伏し、将軍もまた戦没した。屍体は大きな港を埋め、流血は長城の窟に満《み》ちている。貴賤の区別なく同じように枯骨となる。その悲惨さはとうてい言うに堪えない。

鼓音が衰えて力が尽き、矢がなくなり弦はきれた。白刃が交って刀が折れ、両軍が迫ると生か死かが決《き》まる。降伏しようか、夷狄の国で身を終わることとなろう。戦うか、骨を砂や小石にさらすことになろう。（この古戦場では）鳥は声無くして山は静かであり、夜は正に長くして風の音がさびしく鳴っている。魂魄分離できないのか、天はひっそりとして不気味である。鬼神が集《あつ》まっているように、雲が重く覆っている。日の光は寒《さむ》々として草がのびない。月光にさえわたって霜が白い。このような心をいため、目をいためる悲惨なことがまたとあろうか。—中略—

平民の人々に誰か父母が無いでしょうか。手を引き背に負って育て、その子の長生きしないことを畏れている。誰か兄弟の無いでしょうか。これは手足のようなものである。誰か夫婦でないでしょうか。客人のようであり、また友人のようである。生きるとき（政府が）何の恩を与えたか。これを殺すのは（人民に）何の咎があるのか。その生死を家のものは聞き知ることができない。人がそれを言っても、信じられるか、疑わしいのかわからない。心と目とが憂い悲しみ、ねても起きても目に浮かぶ。祭壇《さいだん》を設け供え物をならべ、酒をくみ、哭して天涯を望んでいる。天地もその為に愁い、草木もいたみ悲しむ。弔祭が十分でなければ、精魂が寄り託する所が無い。その結果として必ず凶年があって、人々が故郷を離れさすらうことになる。ああ、ああ、これは時のめぐりあわせか、天命であるのか。昔からこのようである。（為政者の責任である）

それではどうすればよいか。国家を守るには（徳を遠く及ぼして）四方の異民族の任とすることである。

〈余説〉

本文は文とあるが、韻をふんでいるので賦にあたるであろう。

古戦場の風景、戦場の困窮悲惨、国民の困惑悲嘆を説いて余蘊ない。古来名文と称され愛誦された。途中省略したのは残念であるが吾聞、吾又聞の文で史実を記載してある。ぜひ全文を一読を乞う。結語の守在四夷とあるは、徳治の政治を強調し戦争を回避すべきであるという、この意をただ四字にまとめたもので無限の意ありと評されている。

函館の高龍寺は函館戦争の際、幕軍の創痍者を収容した。薩長兵が放火して虐殺したという。戦後、有志者がこれを痛憐し、其の後に碑を立て傷心惨目碑とした。満腔の痛憤感激を李華の本文よりの句に託して薩長の明治政府に遠慮しつつ、表現したと思われ、去るに忍びなかった。

〈本文〉

9、論方法　尾臺榕堂

甚矣哉、世醫之墨墨也。徒持二管見一、妄論二方法一曰、古之方法也、可二踐而行一。今之方法也、不レ足二取而用一。是陜隘之説、偏僻之言耳。夫醫之爲レ術、死生之所レ繫、其任甚重矣。是以欲レ爲二良醫一者、先在下講二其學一精中其術上。苟學之不レ講、術之不レ精方法將何之施。博識二古之方法一、又能覽二今之方法一、驗二諸實地一、施二諸活用一、擇二其善者一而從レ之。是爲レ得レ之也。是故謂三方法止二于古一者非也。謂二古之方法不一レ宜二于今一者亦非也。至下措レ術而徒論二方法之古今一者上尤非也。先王之治二天下一也、道從レ世而革、政逐レ時而變。殷損二益夏禮一、周損二益殷禮一。醫道亦爾。方無二古今一、期二于有效一、法無二新故一貴二于有一レ徵。然古本也、今末也。本立而道生。規矩準則必取二之于古一。規矩既立則雖二後世方法一、苟有下足二以解レ痼濟一レ廢者上、何爲不三采以輔二吾之術一焉。若夫制二機變一、揣二權宜一、疎數進退適二其度一者、惟篤學忠厚之士爲レ能。夫營利重糈之徒、安能得レ與二于斯一乎哉。

(『学思斎存稿』)

〈訓読〉

9、方法を論ず　　尾台榕堂

甚しい哉《かな》、世医の墨墨《ぼくぼく》たるや。徒《いたずら》に管見《かんけん》を持《じ》し、妄りに方法を論じて曰く、「古の方法なるは践《ふ》んで行うべし。今の方法なるは取って用ふるに足らず」と。是れ陜隘《きょうあい》の説、偏僻《へんぺき》の言のみ。夫れ医の術為る、死生の繫《かか》る所、其任甚だ重し。是《ここ》を以て良医為《た》らんと欲する者は先づ其学を講じ、其術を精《くわ》しくするに在り。苟《いやし》くも学を之れ講ぜず、術を之れ精しからずんば、方法将《はた》何ぞ之れ施《ほどこ》さん。博《ひろ》く古の方法を識《しる》し、又能く今の方法を覧《み》、諸《これ》を実地に験し、諸《これ》を活用に施し、其善なる者を択んで之れに従う、是れ之れを得ると為すなり。是故に方法古に止まると謂うは非なり。古の方法今に宜しからずと謂うも亦非なり。術を措《お》いて徒らに方法の古今を論ずる者に至っては尤も非なり。

先王の天下を治むるや、道は世に従って革《かわ》り、政は時を逐《お》って変ず。殷は夏の礼を損益し、周は殷の礼を損益す。医道も亦爾《しか》り。方に古今無く、有効に期し、法に新故無く、徴有るに貴し。然れども古は本なり、今は末なり。本立って道生ず。規矩準則《きくじゅんそく》は必ず之れを古に取る。規矩既に立てば則ち後世の方法と雖も、苟《いやし》くも以て痼を解《と》き廃を済《すく》うに足る者有れば、何為《なんすれ》ぞ采って以て吾の術を輔《たす》けざらんや。若し夫れ機変《きへん》を制し、権宜《けんぎ》を揣《はか》り、疎数《そすう》進退其度に適《かな》う者は、惟篤学忠厚《ただとくがくちゅうこう》の士のみ能くすと為す。夫の営利重糈《しょ》の徒、安んぞ能く斯に与《くみ》するを得ん哉《や》。

〈語句の説明と語法〉

○墨々　ボクボク　暗黒のさま、くらやみ。

○陜陰　キョウアイ　ともにせまいの意、陜は音コウであるが慣用音はキョウ。

○偏僻　ヘンベキ　かたよった、ひがんだこと。

○可践而行　不足取而用　而の用法に注意。

○醫之爲術　これは本態とか性状とか定義とかを示すときに使用される。

例　鬼神之為徳其盛矣乎（『中庸』）

鬼神の徳為《た》る其れ盛んなるか。

太陽之為病脉浮頭項強痛而悪寒（『傷寒論』）

○是以　ここを以てと訓むことになっている。

敏而好学不恥下問是以謂之文也（『論語』公冶長）

是《ここ》を以て之れを文と謂う。

○學之不講、術之不精　不講学、不精術を強意のため倒置し「之」の字を入れた。

例　徳之不修、学之不講（『論語』述而）

徳を之れ修めず、学を之れ講ぜず。

○驗諸實地施諸活用

諸＝之於、これを実地に験し、これを活用に施す。又は之乎のこともある。

例　子張書諸紳＝書之於紳（『論語』衛霊公）

不識有諸＝不識有之乎（『孟子』梁恵王上）識らず之有りや。

○損益　ソンエキ　減《へ》らすことと増《ふ》やすこと。
○規矩準則　キクジュンソク　てほんや標準。
○解痼　痼を解き
○濟廢　廃を済《すく》う　｝痼疾を治し廃人を救う。
○機變　キヘン　臨機応変のはかりごと。
○權宜　ケンギ　時と場合に応じて適宜に処理する。
○疎數　ソスウ　疎は疏の略字、物事の度合い。交際の疎い（うとい）のと親密なること。
○揣　スイ　はかる。
○重糈　ジュウショ　糈はかて、食糧、神に供える米、それを重んずる。
○忠厚　チュウコウ　まごころがあって情があつい。
○與于斯　ここに与（くみ）する、或はここに与（あずか）るとも訓めよう。
與の使用法が多いので一応整理して示すと
(1)「と」と訓む　殺人以梃與刃有以異乎（『孟子』梁恵王上）
(2)歟と同じ　疑問詞
(3)比較の文…後に説明する機会があろう。

與…寧　與…孰　與…豈若

(4)「ともに」と訓ず

未足與議也　未だ与に《とも》議するに足らざるなり（『論語』里仁）

吾誰與帰（『岳陽楼記』八講を参照）

(5)「あたえる」と訓む

梓匠輪輿能與人規矩不能使人巧（『孟子』尽心下）

能く人に規矩を与《あた》ふるも、人をして巧ならしむる能わず。

(6)「あずかる」「くみする」と訓む

・王天下不與存焉（『孟子』尽心上）

天下に王たるは与（あずか）り存せず

・不得中道而與之必也狂狷乎（『孟子』尽心下）

中道を得て之れに与（くみ）せずんば必や狂狷か

(7)與　ヨ　与党の与。仲間の意

其應者必其人之與也（『文章軌範』一巻、原毀）

其の応ずる者は必ず其の人の与《よ》なり。

〈余説〉

尾台翁は一部の人により偏狭な古方家と見做されている。この文はその蒙を啓くに十分である。また喜多村栲窓翁や浅田栗園翁との親交あったことも偏狭でなかった証でもある。

「規矩準則は必ず之れを古に取る」の言は古方家のみならず多くの人の賛同を得よう。

第十講

〈訓読〉

十、前赤壁《せきへき》の賦　　宋　蘇《そ》　軾《しょく》

壬戌《じんじゅつ》の秋、七月既望《きぼう》、蘇《そ》子客と舟を泛《うか》べ、赤壁の下に遊《あそ》ぶ。清風徐《おもむ》ろに来たり、水波興《おこ》らず。酒を挙げて客に属《しょく》し、明月の詩を誦《しょう》し、窈窕《ようちょう》の章を歌ふ。少焉《しばらく》して、月東山の上に出《い》で、斗牛《とぎゅう》の間に徘徊《はいかい》す。白露《はくろ》江に横《よこた》はり、水光天に接す。一葦《い》の如《ゆ》く所を縦《ほしいまま》にし、万頃《ばんけい》の茫然を凌《しの》ぐ。浩々乎《こうこうこ》として虚に馮《よ》り風に御《ぎょ》して其の止まる所を知らざるが如く、飄《ひょう》々乎として世を遺《わす》れ独立し、羽化して登仙するが如し。

是に於いて酒を飲み、楽《たのしみ》甚し。舷《ふなばた》を扣《たた》いて之れを歌う。歌に曰く「桂《かつら》の櫂《さお》蘭の槳《かじ》、空明《くうめい》を撃《う》ちて流光を泝《さかのぼ》る。渺《びょう》々たり予の懐《おもひ》、美人を天の一方に望む。」と。

客に洞簫《どうしょう》を吹く者有り、歌に倚《よ》りて之れに和す。其の声嗚々《をを》然として怨むが如く慕うが如く、泣くが如く訴ふるが如し。余音《よいん》嫋々《じょうじょう》として絶えざること縷《る》の如く、幽壑《ゆうがく》の潜蛟《せんこう》を舞《ま》はしめ、孤舟《こしゅう》の嫠婦《りふ》を泣かしむ。

蘇子愀然《しゅうぜん》として襟を正し危坐《きざ》して客に問うて曰く、「何為《なんす》れぞ其れ然るや」と。客曰く、「月明かに星稀《まれ》に、烏鵲《うじゃく》南に飛ぶ」とは、此れ曹孟徳の詩に非ずや。西《にしのかた》夏口を望み東《ひがしのかた》武昌を望めば、山川相繆《あいまと》ひ、鬱乎《うっこ》として蒼々たり。此れ孟徳の周郎に困《くるし》められし者に非ずや。其の荊州を破り江陵を下り、流に順《したが》ひて東《ひがし》するに方《あた》り、舳艫《じゆくろ》千里、旌旗《せいき》空《そら》を蔽《おほ》ふ。酒を釃《く》み江に臨み、槊《ほこ》を横《よこた》へ詩を賦す。固《まこと》に一世の雄なり。而《しか》るに今安《いず》くにか在る。況んや吾と子と江渚《こうちょ》の上《ほとり》に漁樵《ぎょしょう》し、魚鰕《ぎょか》を侶《とも》として麋鹿《びろく》を友とするをや。一葉の扁舟に駕し、匏樽《ほうそん》を挙《あ》げて以て相属《しょく》し、蜉蝣《ふゆう》を天地に寄す。渺《びょう》たる滄海《そうかい》の一粟《いちぞく》なり。吾が生の須臾《しゅゆ》を哀《あわれ》み、長江の無窮を羨む。飛仙を挾んで以て遨遊《ごうゆう》し、明月を抱いて長《とこし》へに終へん。驟《にわか》に得べからざるを知り、遺響《いきょう》を悲風に託《たく》す。と。

蘇子曰く、客も亦夫《か》の水と月とを知るか。逝《ゆ》く者は斯《かく》の如くにして未だ嘗て往《ゆ》かざるなり。盈虚《えいきょ》する者は彼の如くにして卒《つい》に消長莫《な》きなり。蓋し将《はた》其の変ずる者よりして之れを観《み》れば、則ち天地も曽《かつ》て以て一瞬なる能はず。其の変せざる者よりして之れを観れば、則ち物と我と皆尽くる無きなり。而《すなはち》又何をか羨まん。且つ夫れ天地の間、物に各《おのおの》主有り、苟《いやし》くも吾《われ》の有する所に非れば一毫《ごう》と雖も取る莫し。惟《ただ》江上の清風と山間の明月とのみは、耳之《こ》れを得て声を為し、目之《こ》れに遇ふて色を成す。之れを取るも禁ずる無く、之れを用ふるも竭《つ》きず、是れ造物者《ぞうぶつしゃ》の無尽蔵《むじんぞう》なり。而して吾と子との共に適《てき》する所なり。

客喜んで笑ひ、盞《さかづき》を洗ひ更に酌《く》む。肴核《こうかく》既に尽き、杯盤狼藉《はいばんろうぜき》たり。相与《とも》に舟中に枕藉《ちんしや》し、東方の既に白《しら》むを知らず。

〈本文〉

十、前赤壁賦　　宋　蘇　軾

壬戌之秋、七月既望、蘇子與レ客泛レ舟、遊二於赤壁之下一。清風徐來、水波不レ興。擧レ酒屬レ客、誦二明月之詩一、歌二窈窕之章一。

少焉、月出二於東山之上一、徘二徊於斗牛之間一。白露横レ江、水光接レ天。縱二一葦之所一レ如、凌二萬頃之茫然一。浩浩乎如三馮レ虚御レ風而不二レ知其所一レ止、飄々乎、如二遺レ世獨立、羽化而登仙一。

於レ是飲レ酒、樂甚。扣レ舷而歌レ之。歌曰、桂櫂兮蘭槳、擊二空明一兮泝二流光一。渺々兮予懷、望二美人兮天一方一。

客有下吹二洞簫一者上、倚レ歌而和レ之。其聲嗚嗚然、如レ怨如レ慕、如レ泣如レ訴。餘韻嫋嫋、不レ絶如レ縷、舞二幽壑之潛蛟一、泣二孤舟之嫠婦一。

蘇子愀然正レ襟危坐而問レ客曰、何爲其然也。客曰、月明星稀、烏鵲南飛、此非二曹孟德之詩一乎。西望二夏口一東望二武昌一、山川相繆、鬱乎蒼蒼。此非下孟德之困二於周郎一者上乎。方下其破二荊州一、下二江陵一、順レ流而東上也、舳艫千里、旌旗蔽レ空。釃レ酒臨レ江、横レ槊賦レ詩。固一世之雄也。而今安在哉。況吾與レ子漁二樵於江渚之上一、侶二魚蝦一而友二麋鹿一。駕二一葉之扁舟一、擧二匏樽一以相屬、寄二蜉蝣於天地一。渺滄海之一粟。哀二吾生之須臾一、羨二長江之無窮一。挾二飛仙一以遨遊、抱二明月一而長終。知レ不レ可二乎驟得一、託二遺響於悲風一。

蘇子曰、客亦知二夫水與一レ月乎。逝者如レ斯而未二嘗往一也。盈虚者如レ彼而卒

莫二消長一也。蓋將自二其變者一而觀レ之、則天地曾不レ能二以一瞬一。自二其不レ變者一、而觀レ之、則物與レ我皆無レ盡也。而又何羨乎。且夫天地之間、物各有レ主、苟非二吾之所一レ有、雖二一毫一而莫レ取。惟江上之清風、與二山間之明月一、耳得レ之而爲レ聲、目遇レ之而成レ色。取レ之無レ禁、用レ之不レ竭、是造物者之無盡藏也。而吾與レ子之所二共適一。

客喜而笑、洗レ盞更酌。肴核既盡、杯盤狼藉。相與枕二藉乎舟中一、不レ知二東方之既白一。

（『文章軌範』巻七、『古文真宝後集』乾、漢文名作選(4)）

（○印は韻を示す）

〈語句と語法〉

○既望　キボウ　十五夜を望月という。それが過ぎたとの意で、十六日をさす。

○蘇子　蘇軾自身をさして、第三者として記載する。
○屬　ゾク　すすめる、いいつける。
属レ酒—酒をすすめる。
前に属レ予作レ文以記レ之　の文があった（第八講）
○明月の詩　窈窕の章　『詩経』の陳風月出篇にある。
○少焉　しばらくしてと訓む。少は時間の短かいことを指す。
○斗牛　トギュウ　星座の名即ち斗宿と牽牛星。斗牛の間は東南の空。
○徘徊　ハイカイ　動きまわることである。
月光により影がかわるので、詩にこの言葉が多く用いられた。
○白露江に横はり　川霧が白露のようにみえたと解すべきであろう。
○水光天に接す　水面と空間とが接している。
○一葦　イチイ　源意は〃あし〃であるが、小舟をさす（『詩経』の語より）。
○萬頃　バンケイ　頃は面積の単位。広広としている。
○馮レ虚御レ風　虚空にのぼって風に乗る。
○飄飄乎　軽く舞い上る。
○羽化登仙　羽が生えて仙人になる。

○櫂　トウ　棹と同じ。檠　ショウ　かじ。
○空明　クウメイ　水清くして月が水中に在る。
○流光　リュウコウ　月光が波にうつり流れる。
○美人　ビジン　楚辞では神や神女をさしている。一説では東坡は流されていたので、天子を望んだのだという。あるいは月を指す。
○洞簫　ドウショウ　楽器の名、尺八に似ているという。
○嗚嗚然　オオゼン　洞簫の声の形容。
○幽壑　ユウガク　深い谷。
○舞、泣　舞はしめ　泣かしむ　と読む。文意により他動形に読むことは前述した。（第一講）
○嫠婦　リフ　夫に死に別れた女。やもめ、未亡人。
○危坐　キザ　正しい姿勢で坐る。
○曹孟徳　魏の曹操のこと。赤壁の戦（三国志の）のことを指している。呉の周郎（瑜）と戦った。
○山川相繆　山や川が入りくんで地形の複雑なこと。
○孟徳之困於周郎　困しめらる。於の字がある。（第一講）
○東　動詞として使用される。前述した。（第八講）

○舳艫千里　船首と船尾とが続いて千里ともなった。大船団のこと。
○釃酒　シシュ　釃は、酒をこす意。ここでは「酒をくむ」と読むべきであろう。
○而　その使用法は前述した。（第一講）ここでは「しかるに」と所謂逆接である。
○漁樵　ギョショウ　魚を取り、薪をとる生活。
○匏樽　ホウソン　ひさごで作った酒樽。
○蜉蝣　フユウ　かげろう、短命のことをさす。
○逝者如斯　ここでは長江をさしている。
『論語』（子罕）の子在川上曰逝者如斯夫　をふまえて言ったのであろう。
○盈虚　エイキョ　月の満つると欠けるのとをさす。
○而又何羨乎　而は「しかして」「しかるに」と従来読まれているようである。私は文意より考えて、すなはちと訓みたい。（而の使用法は第一講、第四講参照せよ）
例　人人親其親長其長而天下平（『孟子』離婁上）
人人其の親を親とし其の長を長とせば（すなはち）天下平かなり
○造物者　天地万物を創造した者（神）。
○無盡藏　尽くことのない倉。
○適　テキ　思いどおりになる。かなう。

○肴核　コウカク　魚肉や果物。
○狼藉　ロウゼキ　ばらばらに散らばる。藉セキ（入声）
○枕藉　チンシャ　枕まくらと藉は敷物。藉シャ（去声）

〈口語訳〉

壬戌の秋七月十六日の夜、私（蘇子）は客と舟にのって赤壁のあたりで遊んだ。清風が静かに吹き、波が高くなく、酒杯を客にすすめ、明月の詩や窈窕の章（ともに詩経）を歌った。しばらくすると月が東山の上に出て、星座の中を行き来《ゆき》した。白い霧が江を蔽い、水の光が天に届いている。小舟のおもむく所にまかせていると、ひろびろとした中にあって、虚空に飛び、風に乗って、その行き先がわからないようである。飄々として俗世を忘れ、独立して羽根が生えて仙人の世界に入ったようだ。

そこで酒をのみ、楽しくなった。舷をたたいて歌をうたった。その歌は「桂の櫂《さお》をさし蘭の槳をとり、水に映る月の光をうちながら、その光の中をさかのぼってゆく。私の懐は渺《びょう》々と果し無く、美人（月）を天の一方に望んでいる」と。

客に洞簫を吹く者がいて、この歌に調子をあわせた。その声は嗚《を》々《を》として怨むようであり、慕うようであり、泣くようで、訴えるようである。余韻は嫋々《じょうじょう》として細い糸のように続き、奥深い谷に潜む龍を舞わしめ、孤舟に乗っている寡婦を泣かせた。

蘇子は哀しげに服装を正し、正坐して客にどうして悲しい音を出したのかと問うた。客の言うに、『月明らかに、星は稀にみられ、烏鵲が南に飛んでいる』とは、これは曹孟徳の詩では無いか、西の方夏口を望み、東の方武昌を望むと、山と川が入り込んで、樹木が青々としている。この辺りは孟徳が周郎に苦戦させられた所ではないか。彼が荊州を破り江陵を下り、流に順って東方に進軍するときは、船舶が千里も続き、旗と指し物は空を蔽うほどであった。彼は酒を酾《しか》み、江流に臨んで、槊を横において、この詩を作った。これはまことに一世の英雄である。而るに今、彼は何処にいるのか。まして私と君とは川の岸辺にて魚や薪をとって生活し、魚や動物を友として生きているではないか。一つの小舟にのって、ひさごの酒を互いに酌みかわし、かげろうのような身を天地に寄せている。大海原の中の一粒の粟にすぎない。わが生命の短かいのを哀れみ、長江の流の無窮を羨むばかりだ。仙人と一緒になって遊び、明月とともに長生きしようとしても、とても出来ないと知って、遺響を悲風につたえたのである」と。

蘇子の曰うには、「君もまたあの水と月とを知っているのか。去りゆくものは、この河のように流れ去ってはいない、満ちたり欠けたりするのはあの月のように消えたり大きくなったりしない。つまり変化する立場からみれば天地でも一瞬たりとも変らないことはない。変化しない立場からみれば万物も我も同じで、尽きることが無いのだ。そうであるのだから又何を羨むことがあろうや。それに天地の間には万物は皆その持ち主がいる。自分の所有のもので無ければ、毛髪一本でもとれない。ただ江上の清風と山間の明月とのみは、耳で聞いて音楽となり、目でみれば美しい風景となる。これを取っても禁止されることなく、使用しても無くならない。これは造物者の尽きない宝庫である。これは君と私とが共に心のままに享受している所だ」。

客は喜び笑い、杯を洗って、飲みなおした。肴や果物がなくなり、杯や皿が散らばっている。互いに舟中に寄りかかって寝て、東の空があかるくなったのも知らない。

〈余説〉

赤壁の絶景の下に船遊びをし、風光を賞して懐古の情を述べ、人生の須臾と長江の無窮を歎じたあと、天地も嘗て一瞬なる能わずと言い、造物者の無尽蔵を称するなど、荘子的人生観を述べた。多くの人に愛誦された名文章である。幕府時代の文人医家がお茶の水（茗渓と称した）に舟遊びし、この賦を思い出して詩や文を作った。

〈本文〉

10、醫學管錐序

山田業廣

隋唐以還之醫書、何啻五車。然而有下方法之可二取捨一者上、有二字句之不レ可レ解者一、自レ非二殫思苦慮一、以味二其精義一、能得二其肯綮一者、蓋鮮矣。享保以後、英邁輩出、醫學大闡、醫經經方似レ無二不レ可レ解者一。但夫學問之道、日新無レ窮、則辨論際、得失互有。

余弱冠學二伊澤蘭軒先生一僅三年。先生歿後、與二同盟之士一討論商搉、更無二虛日一。年逾二四十一、診レ病日多、東奔西走殆二十年許。戊辰擾亂以後、世態大變、移二居于上毛一、七年而歸二于東京一。其際舊交盡歿、青年之士、皆歸二于洋學一。毎レ想二往昔之周旋一、未二嘗不一レ嘆二知音難一レ再。加レ之齡幾二古稀一、日増二聾聵一。

於レ是展二観舊稿一、取二其要一、刪二其煩一、得二數百條一。乃顔曰二『醫學管錐』一。要井蛙夏蟲之見、固雖レ不レ足レ示二諸大方一、而數十年之所二愚得一、不レ忍三徒葬二於蠹魚腹中一。若有下子孫篤志知二父祖之苦心一者上、則吾之志願足矣。因序。

（稿本『医学管錐』の巻頭にあり。明治八年六十八翁山田業広と誌す）

〈訓読〉

10、医学管錐の序　　山田業広

隋唐以還《いかん》の医書は何ぞ啻《ただ》に五車《こしゃ》のみならんや。然り而して方法の取捨すべき者有り、字句の解すべからざる者有り。殫思苦慮《たんしくりょ》するに非る自《よ》りは、以て其の精義を味い、能く其の肯綮《こうけい》を得る者、蓋し鮮《すくな》し。

享保以後、英邁輩出《えいまいはいしつ》し、医学大いに闢《ひら》け、医経経方解すべからざる者無きに似たり。但《ただ》夫の学問の道は日に新たに窮《きわま》り無ければ、則ち弁論の際に、得失互に有り。

余弱冠伊沢蘭軒先生に学ぶこと僅かに三年。先生没後、同盟の士と討論商搉《かく》し、更に虚日《きょじつ》無し。年四十を逾《こ》え、病を診る日に多く、東奔西走殆ど二十年許《ばかり》なり。

戊辰擾乱《じょうらん》以後、世態大いに変り、居を上毛に移し、七年にして東京に帰る。其の際旧交尽《ことごと》く没し、青年の士皆洋学に帰す。

往昔の周旋《しゅうせん》を想う毎に未だ嘗て知音《ちいん》の再びし難きを嘆《たん》ぜずんばあらず。之れに加へ齢古稀に幾《ちか》く、日に聾聵《ろうかい》を増す。是に於て旧稿を展観《てんかん》し、其の要を取り、其の煩を刪《けつ》り、数百条を得たり。乃ち顔して『医学管錐』と曰う。要するに井蛙《せいあ》夏虫の見《けん》にて固《もと》より諸《これ》を大方に示すに足らずと雖も、而《しか》も数十年の愚得する所、徒《いたず》らに蠹魚《とぎょ》の腹中に葬るに忍びず。若し子孫の篤志父祖の苦心を知る者有らば、則ち吾の志願足れり。因りて序す。

〈語解と語法〉

○**五車**　ゴシャ　蔵書の多いこと。
戦国時代の宋の恵施が蔵書が多く、五台の車に載せたという（『荘子』）の故事による。

○**殫思**　タンシ　思をつくす、類句に研精覃思がある。

○**肯綮**　コウケイ　物事の要所急所を云う。
原義、肯は骨のついた肉。綮は筋肉の結合した所。

○**享保**　一七一六―一七三五（徳川吉宗の時代）

○闡　セン　ひらく。

○可二取捨一不レ可レ解　可は広く使用されている。はじめの可は可否の可または可能の可で、後の可は可能の意、詳しくは最後に述べる。

○弱冠　ジャクカン　男子二十歳をさす。

○商搉　ショウカク　はかり定める、引き比べて考える。

○擾亂　ジョウラン　入り乱れてさわぐ。

○周旋　シュウセン　たちいふるまい、動作。

○知音　チイン　心の底まで知り合った友。（春秋時代の鐘子期伯牙の故事より）

○聾瞶　ロウカイ　つんぼ。

○展観　テンカン　ひろげてみる。

○井蛙　セイア　井底蛙の略、井戸の中の蛙、世間を知らず、見聞の狭いたとえ。

○夏蟲　カチュウ　夏だけ生きる虫は冬のことを知らない、見識の狭い者のたとえ。

○諸＝之於　前述した。（第九講）

○蠹　ト　衣服や書物を食害する虫。しみの類。

○可　通常訓読では「べし」と読むが、その意味に多様性あるのに注意。

(1)可能

我心匪レ石不レ可転也（『詩経』）我心石にあらず転ずべからず

温古而知新可以為師矣（『論語』為政）以て師たるべし。

(2)まあよい、不、いけない

三年無改於父之道、可謂孝矣（『論語』里仁）孝と謂うべし。

父母之年不可不知也（『論語』里仁）知らざるべからず。

(3)許可

朝聞道夕死可也『論語』里仁）夕に死すとも可《か》なり。

太陰病脉浮者可発汗（『傷寒論』）の可は許可の可であると栗翁は注釈している。

(4)推定

君子博学於文約之以礼、亦可以弗畔矣乎（『論語』雍也）

　亦以て畔むかざるべきか。

加二我数年一五十以学レ易可三以無二大過一矣（『論語』述而）

以て大過なかるべし。

その他もあろうが主なものは右の如くである。

（附）

民可レ使レ由レ之　不レ可レ使レ知レ之『論語』泰伯）

1、
はじめの可—(2)(3)の解釈と解す
あとの可　—可能　(3)と解釈
〉徳治仁政（伝統的解釈）

国民は政府を信頼するようにすべきである。こまかいことまで下端に知らせることは困難であるからである。

2、
はじめの可—まあよい　(2)の解釈
あとの可　—いけない　(2)の解釈
〉専制独裁

同じ文章で全然別意となる。世上往々(2)の解釈をとる人がいる。漢文解釈のこわさとむずかしさが知られよう。

〈**余説**〉

文は淡々としているが、断絶せんとする伝統の医学、学問を憂うる熱情が溢れている。とくに最後に子孫に期待をかけたことは、先哲の名言（蓄財蔵書は子孫に期待できない）を知りつつもそれを書かざるを得ない胸中の悲愴感が感じられる。

第十一講

〈訓読〉

十一、伯夷伝　司馬遷

夫れ学は載籍《さいせき》極めて博《ひろ》く、猶信《なおしん》を六芸《りくげい》に考う。詩書欠けたりと雖も、然《しか》も虞夏《ぐか》の文知るべきなり。堯《ぎょう》将《まさ》に位を遜《さ》らんとし虞舜《ぐしゅん》に譲る。舜禹《しゅんう》の間、岳牧《がくぼく》咸《みな》薦《すす》む。乃ち之れを位に試み、職を典《つかさど》る数十年。功用既に興《おこ》り、然る後に政を授く。天下は重器《じゅうき》、王者は大統《たいとう》、天下を伝うは斯の若く之れ難《かた》きを示す。而《しか》るに説者曰く、堯天下を許由《きょゆ》に譲る。許由受けず、之れを恥ぢ逃れ隠る。夏の時に及び、卞随《べんずい》務光《むこう》なる者有り。此れ何を以て称せらるか。

太史公曰く、余箕山《きざん》に登る。其の上に蓋《けだ》し許由の塚有りと云う。孔子古の仁聖賢人を序列する、呉太伯伯夷の倫《たぐい》の如きは詳らかなり。余の聞く所を以てすれば、由光義至って高し。其の文辞の少しも概見《がいけん》せざるは何ぞや。

孔子曰く「伯夷叔斉は旧悪を念《おも》はず、怨是《ここ》を以て希《ま》れなり。仁を求めて仁を得たり又何をか怨まん」と。余伯夷の意を悲しみ、軼詩《いっし》を睹《み》るに異《い》とすべし。

其伝に曰く―省略―

此れに由って之れを観《み》れば怨みたるか、非《ひ》か。或ひと曰く天道親《しん》無く常に善人に与《くみ》すと。伯夷叔斉の若《ごと》きは善人と謂うべき者、非なるか。徳を積み行を潔《きよ》くする此の如し。而《しか》るに餓死《がし》す。且つ七十子の徒、仲尼独り顔淵を薦《すす》めて学を好むと為す。然るに回や屡空しく、糟糠《そうこう》だも厭かずして、卒《つい》に蚤《はや》く夭《よう》す。天の善人に報施《ほうし》する、其れ如何《いかん》ぞや。盗跖《とうせき》日に不辜《ふこ》を殺し人の肉を肝《かん》にす。暴戻恣睢《ぼうれいしき》、党を聚《あつ》む数千人、天下に横行し、竟《つい》に寿を以て終る。是れ何の徳に遵《したが》うか。此れ其の尤《もっと》も大に彰明《しょうめい》較著《こうちょ》なる者なり。若し近世に至り、操行不軌《そうこうふき》専ら忌諱《きい》を犯す。而《しか》るに終身逸楽《いつらく》富厚に、累世《るいせい》絶えず。或は地を択《えら》んで之れを踏《ふ》み、時あり然る後に言を出《いだ》す。行くに径《こみち》に由らず、公正に非ずんば憤を発せず。而《しか》れども禍災《かさい》に遇《あ》う者、勝《あ》げて数《かぞ》うべからざるなり。余甚だ惑う。儻《もしく》は所謂天道は是《ぜ》か非《ひ》か。

孔子曰く「道同じからざれば相い為《ため》に謀らず」と。亦各其の志に従うなり。故に曰く「富貴如《も》し求むべくんば執鞭《しつべん》の士と雖も吾も亦之れを為さん。如《も》し求むべからざれば吾が好む所に従はん」と。歳寒く然る後に松柏の後《のち》に凋《しぼ》む（凋むに後《おく》るる）を知る。世を挙げて混濁し清士乃ち見《あら》はる。豈に其の重《おもん》ずる彼の若《ごと》く其の軽《かろ》んずる此の如きを以てするか。君子は世を歿して名称せざるを疾《にく》む。賈子曰く「貪夫《とんふ》は財に洵《じゅん》し、烈士は名に洵《じゅん》し、夸者《こ》は権に死し、衆庶は生を憑《たの》む。」と。同明相照し、同類相求む。雲は竜に従い、風は虎に従う。聖人作《おこ》って万物覩《み》ゆ。伯夷叔斉賢と雖も、夫子を得て名《な》益《いよいよ》彰はる。顔淵篤学と雖も、驥尾《きび》に附して行益《ますます》顕《あら》はる。巖穴《がんけつ》の士、趨舎《すうしゃ》時有り。此《かく》の若《ごと》きの類、名堙滅《いんめつ》して称せられず、悲しいかな。閭巷《りょこう》の人、行を砥《と》ぎ名を立てんと欲する者は青雲の士に附くに非《あら》ずんば悪《いずくん》ぞ能く後世に施さんや。

〈本文〉

十一、伯夷傳（抄）

司馬遷

夫學者載籍極博、猶考二信於六藝一。詩書雖レ缺、然虞夏之文可レ知也。堯將レ遜レ位讓二於虞舜一。舜禹之間、岳牧咸薦。乃試二之於位一、典レ職數十年。功用既興、然後授レ政。示下天下重器、王者大統、傳二天下一若レ斯之難上。而說者曰堯讓二天下於許由一。許由不レ受、恥レ之逃隱。及二夏之時一有二卞隨務光者一。此何以稱焉。

太史公曰、余登二箕山一。其上蓋有二許由冢一云。孔子序二列古之仁聖賢人一、如二呉太伯伯夷之倫一詳矣。余以レ所レ聞由光義至高、其文辭不二少概見一何哉。

孔子曰、伯夷叔齊不レ念二舊惡一、怨是以希。求レ仁得レ仁又何怨乎。余悲二伯夷之意一、賭二軼詩一可レ異焉。

其傳曰（略）

由レ此觀レ之、怨邪非邪。或曰、天道無レ親、常與二善人一。若二伯夷叔齊一可レ謂二善人一者、非邪。積レ徳潔レ行如レ此、而餓死。且七十子之徒、仲尼獨薦二顏淵一爲レ好レ學。然回也屢空、糟糠不レ厭而卒蚤夭。天之報二施善人一、其如何哉。盜跖日殺二不辜一肝二人之肉一、暴戻恣睢、聚レ黨數千人、横二行天下一竟以レ壽終。是遵二何徳一哉。此其尤大彰明較著者也。若至二近世一操行不レ軌、專犯二忌諱一。而終

身逸樂富厚、累世不レ絶。或擇レ地而蹈レ之、時然後出レ言。行不レ由レ徑、非二公正一不レ發レ憤。而遇二禍災一者、不レ可二勝數一也。余甚惑焉。儻所謂天道是邪非邪。

孔子曰、道不レ同不二相爲謀一、亦各從二其志一也。故曰富貴如可レ求、雖二執鞭之士一、吾亦爲レ之。如不レ可レ求從二吾所一レ好。歳寒然後知二松柏之後凋一。擧レ世混濁、清士乃見。豈以二其重若レ彼其輕若一レ此哉。君子疾二歿レ世而名不一レ稱。賈子曰、貪夫洵レ財、烈士洵レ名、夸者死レ權、衆庶憑レ生。同明相照、同類相求。雲從レ龍、風從レ虎。聖人作而萬物覩。伯夷叔齊雖レ賢、得二夫子一而名益彰。顏淵雖二篤學一附二驥尾一行益顯。

巖穴之士、趨舍有レ時、若レ此類、名堙滅而不レ稱悲夫。閭巷之人、欲二砥レ行立一レ名者、非レ附二青雲之士一惡能施二于後世一哉。

（『史記』列伝一、『續文章軌範』第一巻）

〈語句と語法〉

○學者　者について前にも述べたが、人、物、所などを指す。ここでは「学者」は「学は」と読む。学問とはの意。例　天地者、光陰者。（第六講）

○載籍　サイセキ　書籍、文献。

○六藝　リクゲイ　易経、詩経、書経、春秋、礼記、楽記。

○虞夏　グカ　虞は有虞氏という。舜のこと。夏は禹王の夏。

○岳牧　ガクボク　四岳と十二牧、古代の諸侯と地方高官。

○功用　コウヨウ　てがら、はたらき、成績。

○重器　ジュウキ　国の大事な宝、重い役目。

○大統　ダイトウ　国家統一の大事業、皇統。

古文の語法文法　堯舜の間と舜禹の間の二つの譲位のとき、同じ事件がおこったが、一見記載は舜禹の間のみのようである。一方を詳しく一方を略する、これが古文の特長である。古文はこのようなことを注意して読むことが強調されている。『傷寒論』を古文として読めというのはこのようなことをさす。

○下隨　務光　ともに夏の人、殷の湯王が桀王を滅した後、位を譲ろうとしたが、之れを嫌い自殺したという。ともに『荘子』に見られる。

○序列　ジョレツ　順序をつけてならべる。
○概見　ガイケン　あらましがあらわれる。
○孔子曰　その前半は『論語』公冶長篇に、後半（仁を求めて云云）は述而篇にあり、これを一文として連続させるが、これが孔子の意見であるか疑問があろう。所謂断章取義の意であろうか。
○怨是以希　論語の朱子の注は人に怨まれると解しているがここでは文意より怨むと訓んだ。
○軼詩　イッシ　逸詩と同じ。
○異　イ　あやしむ、めずらしがる。
○天道無レ親　天道は公平無私である。天道とは天の道理、天地を支配する神のこと。
○与二善人一　与については前述した。（第三講　第八講）ここでは「くみする」と読む。
○糟糠　ソウコウ　酒のかすと米のぬか。
ここではシモ、ダモを附して強意の辞を附して読む。
例　不如鳥乎　鳥にだもしかざるべけんや（『大学』）
○報施　ホウシ　恩徳を施す。
○盗跖　トウセキ　中国古代の大盗賊の名。
○不辜　フコ　罪の無い。
○肝　カン　肝臓や大事なことを指す。ここでは塩漬けにすることであろう或は生食すると解する人もある。

○暴戻　ボウレイ　乱暴で道理に反する。

○恣睢　シキ　勝手な行動をし、にらみ怒るさま。

○彰明較著　ショウメイコウチョ　ともに明かであること。

○不軌　フキ　人の守るべき道を守らない、国法を守らない。

○忌諱　キイ　忌み嫌うこと、国の禁令。

○行不由徑　『論語』雍也篇にある言葉、道を行くとき小路を通らない、公道を堂々と行く。

○道不同不相爲謀　『論語』衛霊公篇にある。

○富貴如可求『論語』述而篇には富而可求也雖執鞭之士吾亦為之とある。

○歳寒云云『論語』子罕篇「凋むに後《おく》るる」と「後に凋む」の二様の読み方がある。

○執鞭之士　貴人の外出のとき鞭をとって先払いする人。賎役とみなされていた。

○清士乃見　乃は強意の使用法。

　例　千百年乃一人。前述した。（第七講）

○君子疾歿世而名不稱焉　『論語』衛霊公篇。

○賈子　賈誼　前漢の文人。

○洵　徇の俗字　徇シュン　一身を投げ出して、ある事にたずさわる。

○夸　カ　慣用音はコ。誇と同じ。
○驥尾　キビ　駿馬の尾、すぐれた人物のあと。
○岩穴之士　岩穴に隠れて世を逃がれた人。
○趨舎　スウシャ　取捨選択のこと。出仕と進退。
○堙滅　インメツ　ほろびてなくなる。
○閭巷　リョコウ　村里の道、民間のこと。
○青雲の士　徳の高い人、立言伝世の人

〈口語訳〉

そもそも学問は文献が非常に多いが、しかしその信頼すべきか否かは、六経によって考える。詩経や書経は（秦火により）欠けている。とはいえ虞夏の記録はみられるのである。堯が位を去らんとして虞舜に譲った。舜が禹に譲るとき、諸侯が推薦したので、地位につけて職務を担当させること数十年、成績がすでに上って、その後に政権を授けた。それは天下は貴重なもの、帝王の位は大いなる継承物であるので、天下を伝えることはこのように容易なことでないことを示したのである。しかるに説をなすものあって、堯は天下を許由に譲ろうとした。許由は受けずにこれを恥とし逃げ隠れたと、夏の時には卞随務光という者がいたが、何んと伝えられているだろうか（同じようなことがあったのだ）。

太史公曰う、私は嘗て箕山に登ったところ、その上に許由の塚があるといい伝えられている。孔子は古の仁聖賢人として、呉太伯伯夷の方々をくわしく記載した。私の聞いたところでは許由と務光との行為は高義の至りであるのに、それについて文辞は少しも概略さえ見えないのはどうしたわけか。

孔子曰う、「伯夷叔斉は人の旧悪をおもわないので、人を怨むこと希《まれ》である。仁を求めて仁を得たので、何を怨むことがあろうか」と。私は伯夷の心中を察し悲んで、彼の残した詩をみると、異常といえるでしょう。

その伝に曰う（略）

この伝記からみると、怨んだであろうか、そうでないのか。ある人は言う「天道は公平で常に善人に味方する」と。伯夷叔斉のような人は善人と謂うべき人、違いましょうか。徳を積み行を潔くすることとこのようであった。それなのに餓死した。そのうえに、孔子の門人七十人のうち、孔子は顔回だけが学を好むとした。それなのに回はしばしば食料欠乏し、糟糠でさえも満足に食べられずに、卒に若くして死亡した。天が善人に報施あるとはどんなものであるのでしょう。盗跖は毎日罪のない人を殺し、人の肉を食べている。暴逆で勝手な行動をとり、手下に数千人を集め、天下に横行して、天寿を全うして死んだ。これは何の徳があってそうなったか。これが尤も大きく顕著なことである。近世では品行不良で、人の忌み嫌うことをしているが、それでも一生の間安楽富裕で、子孫は絶えない。他方立つにも地を選ぶし、発言するに、時を考えるほど慎重であり、行くときは公道を行き、公正でなければ憤を発しないほど慎み深い。それなのに、そのような人で禍災に遇う人は数えられないほど多い。私は甚だ当惑している。もしかして、所謂天道というのは正しいのか、そうでないのか。

孔子は曰う、「志す道が同じでないときは相互に相談しない」と。これは各の志に従うのである。それで曰う、「富貴が求め得られるのであれば賤しい仕事でもやりましょう。求められなかったら、自分の好む所に従いましょう」と。故に曰う、「歳が寒くなると松柏が青々としているのがわかる」と。世の中が皆混濁してこそ清士があらわれるのである。これは重要視するか軽視するか彼此に(俗人は富貴を重要視し、清潔の人はこれを軽んずる）差があるからでなかろうか。君子は死後に名が称せられないのを疾む。賈子は曰う、「欲の深い者は金銭のために死し、義烈の人は名を残すために死し、誇高の人は権力のため死す。衆人は生命を大切にする」と。同じ明るい光は相い照し合い、同じ種類は相互に求める。龍が興れば雲がわき、虎が嘯けば風が起る。聖人が作って万物の価値があらわれる。伯夷叔斉は賢人であるけれど孔子の言葉で益々有名となり、顔淵は篤学であるが孔子の驥尾に附して修学したのでその行が世に顕われたのである。巌穴に住む隠君子に出仕進退に時の遇不遇がある。このような人が名が亡び失って、称されない。誠に悲しいことである。民間の人で行いを磨き名声をあげようとする人は徳の高い人に附くことなくては、どうして後世に名を残すこと出来ようか。

〈余説〉

この文は『史記』中の屈指の名文として広く愛誦された。列伝としては変態であるが、列伝の序論、伝記、論讃を合体し、評論としたと解釈されている。(今回は伝記を省略した)

天道是か非かの論は有名で、後世に多くの論述を招いた。また列伝に載せられなかった人に満腔の同情を示すが、他方暗に『史記』に載られなくては後世に名を残せないと著者の自信のほどが示されている。

〈本文〉

11、傷寒辨術（抄）

淺田栗園

夫『傷寒論』之所三以規二則於萬世一者、豈唯方乎哉。以下名數之森如、治法之嚴然、寓二陰陽之變化於其中一、而爲中諸病之矜式上也。是古先醫術之所レ存、媲二之於隋唐以降之方書一、奚翅霄壤。」

夫法者所下以辨二陰陽一而定中病位上也。方者所下以隨二其位一而制中其宜上也。故法明而方有レ效。猶二規矩備而後奇工百出一也。是故讀二『傷寒論』一者、在レ得二其法一。得二其法一在三先擇二其言一。」

我之爲レ術也、周漢遺法、仲景氏載二之簡策一、陰陽之則鼎二峙於前一、汗吐下之劑森二列於後一。大經大法如レ揭二日月一。加レ之有二孫王二氏書一。晉唐名醫方法、收載無レ遺。吾技之備不レ可二以尚一焉。苟處二仲景氏所一レ處而治二仲景氏所一

レ治。即仲景氏焉耳、予將何辨邪。然而至二臨レ變救一レ危、則或失二機會一以費レ人。是非二讀書處治之難一、而辨レ證應レ事之難也。是以不レ無二精粗之分一。其目凡三焉。曰レ節、曰レ時、曰レ機、是也。

病有二緩急微劇一、藥有二大小多寡一。藥與レ病須レ要二適當一。病之緩且微、而藥之太多、乃過以害二精氣一。病之急且劇、而藥之小寡、或不レ及以實二邪氣一。其過與二不及一、費レ人則一矣。

再版　雜病辨要序（抄）

我醫學之要有レ四。一曰脉。詳二浮沈遲數滑濇細大等之形狀動勢一、而知二氣血之先機一、察二疾病之進退一、以決二死生之分一。二曰病。視二病之所一レ因、辨二病之所一レ源、審二其病情病機一以發二明補瀉逆從之理一。三曰證。本二表裏所應之證候一、知二内傷外感之異一、辨二疑似一、分二合併一、而知二舍レ脉而從レ証或舍レ證而從レ脉之賾一。四曰治。辨二藥之寒熱温涼一、達二君臣佐使之用一、明二發攻温清之機一、而無レ誤二汗吐下和温之劑一、善解下用二此方一所三以治二此病一之意上。苟熟二斯四者一、則學有二淵源一、術有二變通一而醫之能事畢矣。

（後略）

〈訓読〉

11、傷寒弁術（抄）　浅田栗園

夫れ『傷寒論』の万世に規則たる所以は、豈に唯《ただ》方のみならんや。名数の森如《しんじょ》、治法の厳然、陰陽の変化を其の中に寓して諸病の矜式《きょうしょく》と為すを以てなり。是れ古先の医術の存する所、之れを隋唐以降の方書に媲《へい》すれば、奚《な》んぞ翅《ただ》に、霄壌《そうじょう》のみならんや。」

夫れ法なる者は陰陽を弁《べん》じて病位を定むる所以なり。方なる者は其の位に随って、其の宜しきを制する所以なり。故に法明かにして、方効あり。猶規矩《きく》備《そなわ》って而る後に奇工百出するがごときなり。是《こ》の故に『傷寒論』を読む者は、其の法を得るに在り。其の法を得る者は先づ其の言を択ぶに在り。」

我の術為《た》るや、周漢の遺法にして、仲景氏之れを簡策に載せ、陰陽の則は前に鼎峙《ていじ》し、汗吐下の剤は後に森列《しんれつ》す。大経大法は日月を掲ぐる如し。之れに加え孫王二氏の書有り。晋唐名医の方法、収載《しゅうさい》し遺《のこ》す無し。吾が技の備《そなえ》は以て尚《くわ》うべからず。苟も仲景氏の処する所を処し、仲景氏の治する所を治す。即ち仲景氏なる耳《のみ》。予将《はた》何をか弁ぜん。然り而して変に臨み危を救うに至りては、則ち或は機会を失し以て人を費《ついや》さん。是れ読書処治の難《かたき》に非ずして、証を弁じ事に応ずるの難なり。是《ここ》を以て精粗の分無しとせず。其の目《もく》凡そ三なり。節と曰い、時と曰い、機と曰う。是れなり。」

病に緩急微劇有り、薬に大小多寡有り。薬と病とは須らく適当を要すべし。病の緩且つ微なるに、薬の太だ多きは、乃ち過ぎて以て精気を害す。病の急且つ劇なるに、薬の小寡なるは或は及ばざるは、以て邪気を実せん。其の過と不及とは人を費《ついや》すは則ち一なり。」

雑病弁要〈再版〉の序

我が医学の要は四有り。一に曰く脉。浮沈遅数滑濇細大等の形状動勢を詳らかにして、気血の先機を知り、疾病の進退を察し、以て死生の分を決す。二に曰く病。病の因《いん》とする所を視、病の源《げん》とする所を弁じ、其の病情病機を審らかにし、以て補瀉逆従の理を発明す。三に曰く証。表裏所応の証候に本《もと》づき、内傷外感の異を知り、疑似を弁じ、合併を分ちて、脉を舎てて証に従うか、或は証を舎てて脉に従うかの蹟を知る。四に曰く治。薬の寒熱温涼を弁じ、君臣佐使の用に達し、発攻温清の機を明かにして、汗吐下和温の剤を誤ること無く、善く此方を用ひ此病を治する所以の意を解す。苟も斯の四者に熟せば、則ち学に淵源有り、術に変通ありて、医の能事畢《おわ》れり。(後略)

〈語解と語法〉

○名數　メイスウ　名前と人数、名号と格式。
○森如　シンジョ　おごそかなさま、樹木がこんもりと茂るさま。
○矜式　キョウショク　尊敬して手本とする。
○古先　コセン　むかし。
○媲　ヘイ　つれあい。
○霄壌　ソウジョウ　天と地、大差があること。
○規矩　キク　コンパスとさしがね、きまり、手本。
○簡策　カンサク　昔文字を書いた竹の札、手紙、書籍を云う。
○鼎峙　テイジ　三本足のようにならび立っている。
○森列　シンレツ　厳かに並ぶ、いかめしく並ぶ。

○費レ人　費　ヒ　ついやす、ついえる、蘇軾の文に、学レ医人費の言葉あり。

○因　イン「栗園医訓」に因は外因、内因、不内外因の類、又水気、瘀血、邪気の類とあり。

○源　ゲン　同じく源は風寒、暑湿、燥熱、または表、裏、内、外、虚、実、寒、熱、陰陽の類とあり、現代医学のそれとは全く異ることに注意。

○病機　キ「栗園医訓」に邪の進退消長、勢の緩急劇易皆これを機というとあり。

○病情「栗園医訓」に病の寒熱虚実皆これを情というとある。

○舎レ脉従レ證　例として脉沈遅に(「栗園医訓」脉は陰証らしいのに)柴胡湯、承気湯を使用する。

○舎レ證従レ脉　頭痛発熱に脉によって麻黄附子細辛湯、四逆湯を使用する。

○賾　サク　奥深い道理。

○機　キ　からくり、しかけ。はずみ、きっかけ。かなめ。はたらき。

○淵源　エンゲン　みなもと、根本。

○變通　ヘンツウ　臨機応変に事を処理すること。

○能事　ノウジ　なすべきこと。

〈余説〉

『傷寒論』と医学に関しての栗翁の識見を知る文である。しかし、よく『傷寒論』を読み理解し了えたものでなければ簡単に同感するに困難を感ずるであろう。同じようなことを先哲が『論語』『孟子』に就いて言っていることは周知である。

第十二講

〈訓読〉

十二、李愿《りげん》の盤谷《ばんこく》に帰《かへ》るを送るの序　唐　韓愈

太行《たいこう》の陽《みなみ》に盤谷《ばんこく》有り。盤谷の間、泉甘《あま》くして土肥《こ》え、草木叢茂《そうも》し、居民鮮少《せんしょう》なり。或《ある》ひと曰く、其の両山の間を環《めぐ》るを謂ふ、故に盤《ばん》と曰ふと。或ひと曰く、是の谷や宅は幽にして勢は阻《そ》、隠者の盤旋《ばんせん》する所なりと。友人李愿《りげん》之《ここ》に居る。

愿の言に曰く、人の大丈夫と称する者は我之れを知る。利沢《りたく》人に施し、名声時に昭《あき》らかに、廟堂《びょうどう》に坐し、百官を進退して、天子を佐《たす》けて令を出《い》だす。其の外に在れば則ち旗旄《きぼう》を樹《た》て、弓矢を羅《つら》ね、武夫前に呵《か》し、従者途を塞《ふさ》ぎ、供給の人、各其の物を執《と》り、道を夾《はさ》みて疾馳す。喜べば賞有り、怒れば刑有り。才俊前に満ち、古今を道《い》ひて盛徳を誉め、耳に入りて煩《わずら》はしからず。曲眉豊頬《きょくびほうきょう》、清声《せいせい》にして便体《べんたい》、外に秀《ひい》でて中に恵《けい》あり。軽裾《けいきょ》を飄《ひるがえ》し、長袖を翳《かざ》し、粉白く黛緑《たいみどり》なる者、屋を列《つら》ねて閑居し、寵《ちょう》を妬《ねた》みて負恃《ふじ》し、研《けん》を争ひて憐を取る。大丈夫の天子に遇知《ぐうち》せられ、力を当世に用ふる者の為す所なり。吾之れを悪《にく》んで之れを逃るるに非ず。是れ命有り。幸《ねが》ひて致す可《べ》からざるなり。

窮居《きゅうきょ》して野処《やしょ》し、高きに升りて遠きを望み、茂樹に坐して以て日を終え、清泉に濯《すす》ぎて以て自ら潔《きよ》くす。山に採れば美《び》は茹《くら》う可《べ》く、水に釣《つ》れば鮮《せん》は食ふ可し。起居時無く、惟《た》だ適《てき》にのみ之れ安《やす》んず。其の前に誉《ほまれ》有らんよりは、其の後に毀《そしり》無きに孰若《いづれ》ぞ。其の身に楽有らんよりは、其の心に憂無きに孰若《いづれ》ぞ。車服《しゃふく》維《つな》がず、刀鋸《とうきょ》加へず、理乱《りらん》知らず、黜陟《ちゅっちょく》聞かず。大丈夫の時に遇《あ》はざる者の為す所なり。我は則ち之れを行はん。

公卿《こうけい》の門に伺候《しこう》し、形勢の途に奔走し、足将に進まんとして趑趄《ししょ》し、口将に言はんとして囁嚅《しょうじゅ》す。汚穢《おあい》に処りて羞《は》ぢず、刑辟《けいへき》に触れて誅戮《ちゅうりく》せられ、万一を僥倖《ぎょうこう》し、老死して後に止む者は、其の人と為《な》りに於ける、賢不肖如何《いかん》ぞや。

昌黎韓愈、其の言を聞きて、之れを壮とし、之れに酒を与《あた》へて、之れが為に歌って曰く、（後略）

〈本文〉

十二、送李愿帰盤谷序　　唐　韓　愈

太行之陽有二盤谷一。盤谷之間、泉甘而土肥、草木叢茂、居民鮮少。或曰、謂三其環二兩山之間一、故曰レ盤。或曰是谷也、宅幽而勢阻、隠者之所二盤旋一。友人

李愿居レ之。

愿之言曰、人稱二大丈夫一者、我知レ之矣。利澤施二於人一、名聲昭二於時一、坐二於廟堂一、進二退百官一、而佐二天子一出レ令。其在レ外則樹二旗旄一、羅二弓矢一、武夫前呵、從者塞レ途、供給之人、各執二其物一、夾レ道疾馳。喜有レ賞、怒有レ刑。才俊満レ前、道二古今一、而譽二盛徳一、入レ耳而不レ煩。曲眉豐頰、清聲而便體、秀レ外而恵レ中。飄二輕裾一、翳二長袖一、粉白黛緑者、列レ屋而閑居、妬レ寵而負恃、爭レ研而取レ憐。大丈夫之遇二知於天子一、用二力於當世一者之所レ爲也。吾非二惡レ之而逃一レ之。是有レ命焉。不レ可二幸而致一也。

窮居而野處、升レ高而望レ遠、坐二茂樹一以終レ日、濯二清泉一以自潔。採二於山一、美可レ茹、釣二於水一、鮮可レ食。起居無レ時、惟適之安。與二其有一レ譽二於前一、孰二若無一レ毀二於其後一。與二其有一レ樂二於身一、孰二若無一レ憂二於其心一。車服不

㆑維、刀鋸不㆑加、理亂不㆑知、黜陟不㆑聞。大丈夫之不㆑遇㆓於時㆒者之所㆑爲也。我則行㆑之。

伺㆓候於公卿之門㆒、奔㆓走於形勢之途㆒、足將㆑進而趦趄、口將㆑言而囁嚅。處㆓汚穢㆒而不㆑羞、觸㆓刑辟㆒而誅戮、僥㆓倖於萬一㆒、老死而後止者、其於㆑爲㆑人、賢不肖何如也。

昌黎韓愈聞㆓其言㆒、而壯㆑之與㆓之酒㆒、而爲㆑之歌曰、（後略）

（『文章軌範』巻六、『古文真宝後集』巻上）

〈語解と語法〉

○陽　山の南、川の北を陽という。

○泉甘　中国の大部分の水は硬水であるが、まれに軟水の湧く泉がある。この水を甘いと言った。

○宅幽而勢阻　住居が奥深い所にあり、地勢がけわしいところで、俗人が来ない所をさす。

○盤旋　バンセン　ぐるぐるまわる。
○利澤　リタク　利益恩沢、めぐみ、利益。
○進㆓退百官㆒　官につけたり、やめさせたりする。
○在外　地方長官となると。
○供給之人　身のまわりを世話する人。
○曲眉豊頬　キョクビ、ホウキョウ　美人。
○便體　ベンタイ　身のこなしが軽やかにしなやか。
○秀外而恵中　外見容貌がすぐれて、中味即ち頭もよい、恵は知恵。
○負恃　フジ　自信をもつ、鼻にかける。
○遇知　グウチ　知遇と同じ。〝せられ〟と読むとき於の字あることに注意。
○幸　コウ　しあわせの意のほか、こいねがう、希望するの意あり。
例　自以為奉㆑令承㆑教、可㆓幸無㆒㆑罪、故受㆑令而不㆑辞
（報燕恵王書『楽毅』『続文章軌範』巻五）
○茹　ジョ　食う(菜を)。一本茄に作るは誤り。
○與……孰若　より……いずれぞと読む。(其の前に譽あらんより、其の後に毀無きに孰若(いずれ)ぞ。)

比較する文であるが、同じような例がある。

而与三其従二辟レ人之士一也、豈若レ従二辟レ世之士一乎（『論語』微子篇）

而其《なんぢ》の人を辟くるの士に従はんよりは豈に世を辟くるの士に従ふに若かんや

○刀鋸　トウキョ　処刑に用いられるので、刑罰の意味する。

○理亂　リラン　治まると乱れること。

○黜陟　チュッチョク　功の無いものをしりぞけ、功の有るものをあげ用いる。

○趦趄　シショ　趦は赼の俗字、行き悩むさま。

○囁嚅　ショウジュ　物を言いかけてやめるさま、口が動くだけで言葉がはっきりしない。

○汚穢　オアイ　穢（漢音　アイ／呉音　エ）

○刑辟　ケイヘキ　刑罰に関する法律。

○誅戮　チュウリク　死刑にされる。

〈口語訳〉

太行山の南に盤谷がある。盤谷では泉が甘く、土地が肥え草木が繁茂し居民は少い。ある人は二つの山が間を環っているので、盤というのだと曰う。ある人はこの谷には宅地が奥深い所にあり、地勢が険しく、隠者が歩き廻る所であると曰う。友人の李愿がここに住んでいる。

愿の言葉に言う。世の人が立派な人と云うのは私は知っている。利益恩沢を人に施して評判がその時代に高く、朝廷に坐しては百官の進退を司りて、天子を輔佐して命令を出している。朝廷の外に出たときは、行列に旗を立て弓矢をつらね、武官が前に声を出し、従者が道に満ち、供の人がそれぞれの道具を持って道の両側を疾く駆けて行く。その人が喜ぶときは賞が与えられ、怒るときは刑が加えられた。才知ある人が前におり、古今の事例を引いてその人を誉めたたえる。それは耳に入っても煩わしくない。眉のととのった頬のふくよかな美人は声が澄んで動作がなめらかで、容貌は秀でて、知恵がある。軽い裾をひるがえし、長い袖をふりまわす。おしろいとまゆずみをつけた美人が、屋根を連られて閑居し、寵を受けた人を妬み、自分の美貌を心たのみとし、美を競って愛情を得んとしている。これが世の人が云う立派な人が天子の知遇を得て、当世に尽力している人のやっていることである。私はこれを悪んで避けているのではなく、これは運命であって、希望しても出来ないのである。

不自由な田舎に生活し、高い所に昇っては遠方を望み、茂った樹の下に日が暮れるまで坐している。清い水に浴して身をきよめ、山に採った菜は美味で食べられるし、水に釣した魚は新鮮で食べられる。起居は時間に制約なく、ただ自分の意に合うだけである。目の前に名誉があるのと、後からそしられないのと、どちらがよいでしょう。その身に楽しみがあるのと、その心に憂が無いのとどちらがよいでしょう。車や服に（官位に）束縛されないし刀鋸（刑罰）を加えられない。世の治乱に関係なく、地位の昇進も降下も影響ない。これが大人物で時世に遇わない人がやることである。我はこの方を行うとしている。

高位高官の門に御機嫌伺いをし、勢力のある人へと馳せまわる。足は進もうとしてためらい、口は物を言うとして口ごもる。きたない所にいても（汚らわしい不正のことをやっても）羞じない。刑罰にふれて誅殺され、万一のまぐれあたりの幸運を望みながら老死して終る。このような人は人間として賢か不肖かどちらでしょうか。

昌黎韓愈はこの言葉を聞いて、これを立派な言葉として、酒杯をすすめて、歌った。（後略）

〈余説〉

高官の豪奢、隠者の幽隠、下級官吏の悲哀を巧みに描写している。これは韓愈の意見であるが、李愿の言とし、自身の言は壮之の二字で表現している。この文の特異な点として強調されている。古来名文として愛誦された。

〈本文〉

12、古方薬議序（抄）

今村了菴

本草古經三百六十種、以應二候氣之數一。所下以探二造化之機一窮中藥材之性上。則宜、其莫二一草木之不レ對レ病、一金石之不一レ奏レ效也。自二和緩扁倉一、互授受、以窮二其神明變化之妙一。而漢有二方士之術一、以汨二亂其書一。梁受二其弊一、增補混淆。至二於唐宋一品物之辨、五行之配益失二其眞一。降及二元明一、支離煩碎極矣。嗚呼醫者欲下取二徵乎本草一、以窺中藥性功能之微上、抑亦難哉。

余嘗謂、醫之爲レ道、以レ法爲レ師、以レ藥爲レ器、以レ古持レ今、機變百出以馳二騁于法中一。苟獲二其要一、百藥有レ餘、不レ獲二其要一萬品不レ能レ取レ效。藥益繁而理益昧。説愈奇而術愈迷。褚彦通有レ云、用藥如二用兵一。善用レ兵徒有二車之功一、善用レ藥、薑有二桂之能一。可レ觀、古人深識二藥性一、明察二病情一、其善用

レ之、鬼出神沒、變化無レ窮、偉勲奇績、相二望簡冊一。非レ如二今之猥雜零亂、莫一レ可二究詰一也。（下略）

（了庵謄稿）

送重田生遊晃山序（抄）

余少小讀二方書一數千巻、好談二醫事一。然皆不レ過二耳食一。年及二舞象一、始遊二三都一、叩二所謂大家先生者一。堂則粉壁粲爛、服則錦綺炫曜。出則從者叱咤、歸則門子拜伏、使三人趦趄踧躇、不二敢仰見一。投二時好一、釣二聲譽一、虚二飾外貌一、大言嚇レ人、欲レ掩二己之不能一。而譏二人之高名一、更有レ甚レ焉。抗顏激昂、屑々然誑レ人、以二怪妄夸誕之説一。辨一屈、則濟レ之以レ怒、議不レ合、則告レ之

以レ絶。是以來者不レ慊二其所一レ期、枵然失望而歸。嗟、遊歴之道亦難矣哉。不レ可レ不レ擇二其人一也。（下略）

（了庵贖稿）

〈訓読〉

十二、古方薬議の序（抄）

今村了菴

本草古経三百六十種は以て候気の数に応ず。造化の機を探り、薬材の性を窮むる所以なり。則ち宜《むべ》なり、其の一草木の病に対せざる、一金石の効を奏せざる莫きや。和緩扁倉《わかんへんそう》自《よ》り、互に授受し、以て其の神明《しんめい》変化の妙を窮む。而して漢に方士の術有り、以て其書を汩乱《いつらん》す。梁其の弊を受け、増《ぞう》補混淆《ほこんこう》す。唐宋に至って、品物の弁《べん》五行の配《はい》は益《ますます》其の真を失ふ。降って元明に及び、支離煩砕《しりはんさい》極まる。嗚呼医たる者は微を本草に取り、以て薬性功能の微を窮《きわ》めんと欲する、抑《そもそも》亦難き哉《かな》。

余嘗て謂う、医の道為る、法を以て師と為し、薬を以て器と為し、古を以て今に持し、機変百出以て法中に馳騁《ちてい》す。苟も其要を獲《え》ば百薬余有り、其要を獲ざれば万品も効を取る能はず。薬益繁にして理《り》益味《くら》し。説愈《いよいよ》奇にして術愈迷ふ。褚彦通云う有り、「用薬は用兵の如し。善く兵を用ふれば徒《と》に車の功有り、善く薬を用ふれば、薑に桂の能有り」と。観るべし、古人深く薬性を識り、明かに病情を察し、其の善く之を用ひ、鬼出神没、変化窮り無く、偉勲奇績、簡冊《かんさく》に相望む。今の猥雑《わいざつ》零乱《れいらん》、究詰《きゅうきつ》すべき莫き如きに非ざるなり。（下略）

重田生の晃山に遊ぶを送る序（抄）

余少小、方書を読む数千巻、好んで医事を談ず。然れども皆耳食《じしょく》に過ぎず。年舞象《ぶしょう》に及び、始めて三都に遊び、所謂大家先生なる者に叩《ぬかづ》く。堂は則ち粉壁粲爛《ふんへきさんらん》し、服は則ち錦綺炫曜《きんきげんよう》す。出づれば則ち従者叱咤し、帰れば則ち門子拝伏し、人をして趦趄蹴踖《ししょしゅくちょ》し、敢えて仰ぎ見ざらしむ。時好《じこう》に投じ、声誉《せいよ》を釣り、外貌を虚飾し、大言人を嚇《おど》し、己の不能を掩《おお》はんと欲す。而して人の高名を譏《そし》る、更に焉《これ》より甚しき有り。抗顔激昂《こうがんげきこう》、屑々《せつせつ》然として人を誑《たぶら》かすに、怪妄夸誕《かいもうこたん》の説を以てす。弁一たび屈すれば則ち之れを済《すく》ふに怒を以てし、議合はざれば則ち之れに告ぐるに絶を以てす。是《ここ》を以て来者は其の期する所に愜《かな》はず、枵《きょう》然として失望して帰る。嗟《ああ》、遊歴の道も亦難きかな。其の人を択ばさるべからざるなり。（下略）

〈語解と語法〉

○候氣　コウキ　雲気をみて、吉凶や時季の変化などをうかがう。

○神明　シンメイ　神のように明らかなること。

○和緩扁倉　医和、医緩、ともに戦国時代の秦の名医。扁鵲、倉公は『史記』に伝記のある名医である。

○汨亂　イツラン　汨は乱れる。汨ベキと誤まらないこと。

○混淆　コンコウ　入りまじる。

○支離　シリ　わかれわかれになる、めちゃくちゃになる。

○煩碎　ハンサイ　煩わしく、くどくどしい。

○機變　キヘン　たくらみ、臨機応変のはかりごと。

○馳騁　チテイ　走る、物を支配する。

○猥雑　ワイザツ　ごたごたと入り乱れる。乱雑。

○零亂　レイラン　おちぶれて乱れる。

○究詰　キュウキツ　問いつめる、どこまでも問い正す。

○褚彦通　南斉の人、褚氏遺書の著あり、或は褚澄という。

○徒有車之功　徒歩の兵が車馬に乗っている兵のような功になる。

○耳食　ジショク　聞いただけで物の味を考える。他人の説をそのまま信用する。
○舞象　ブショウ　武の舞をまう。『礼記』に成童舞象とあることにより、成童のことをさす。
○粉壁　フンヘキ　飾った壁。
○粲爛　サンラン　美しく輝く。
○錦綺　キンキ　きんきのあやおりの絹。
○炫曜　ゲンヨウ　光りかがやく。
○趦趄　シショ　物を言いかけてやめる。
○蹶躇　シュクチョ　かがんでぐずぐずする。
○時好　ジコウ　その時代の好み、流行。
○抗顔　コウガン　高ぶった顔、いかめしい顔つきをする。
○屑屑　セツセツ　こせこせするさま、落ちつかないさま。
○夸誕　コタン　おおげさででたらめ。
○愜　キョウ　こころよい、かなう。
○枵然　キョウゼン　大きいさま。

〈余説〉

初めの文は今村翁の本草学の見解を示す文であるが、『本草綱目』の出版された元明は支離煩砕極まると酷評している。しかしこの見解は先の畑柳安の文にもあったが、茝庭、栲窓、栗園や森立之などの学者もほぼ同意見であった。

次の文は当時の似非学者大家を描写して面白くおかしいが、師を択ぶことを強調するは同意見であろう。しかし少小方書を読む数千巻とは幕末の名医は皆そうであったのであろうか。

第十三講

一、句読点（伝統的にはクトウテンと訓む）

句読点の無いのを白文というが、本邦の医書の刊本は多くは白文でない。『傷寒論疏義』などは白文である。稿本や筆写文は句読点あるが返り点はない。

周知の如く焉は句頭にあれば焉《いずく》んぞと訓み、句末にあれば訓読しない。これにて文意は全く異ることになる。これは漢文のみでない。「カネオクレタノム」の電文は「金送れ、頼む」の意であろうが、「金を呉れた。飲む。」とも読めるのである。

古典漢文ではこのような例が屡みられる。

○書云孝乎惟孝友于兄弟施於有政是亦為政也。（『論語』為政）

「書に孝を云へるか。『惟れ孝は兄弟に友に、政有るに施す』と。是れ亦政を為すなり。」（朱注による）

「書に云う、『孝なるか惟れ孝、兄弟に友に有政に施す』と。是れ亦政を為すなり。」（古注による）

その他、武内氏には別の訓み方がある。（省略す）

○祭如レ在、祭レ神如二神在一、子曰、吾不レ與レ祭、如レ不レ祭（『論語』八佾。朱注による句点）
宮崎氏によると、祭如レ在レ祭、神如二神在一、子曰、吾不レ與、祭如レ不レ祭。と訓むべきであるという。句調がよくなるし、意味も明らかとなる。とくにはじめの句と後の句との対応がよくなる。（その他の理由は省略）

○自二天子一以至二於庶人一壱是皆以レ修レ身為レ本（『大学』）
朱注によると、「天子自《よ》り以て庶人に至るまで、一に是《ここ》に皆身を修むるを以て本と為す」と訓み、古注では「一に是《これ》なり。皆……」を句を切って訓んでいる。

○傷寒中風有二柴胡証一但見二一証一便是。不必二悉具一。（太陽中『傷寒論識』二三〇頁）
『論識』では大学の古注が文法なりとして、是にて句を切っている。

○身体疼煩不レ能二転側一（桂枝附子湯条。『論識』三八八頁）
『論識』では疼、煩、と分け読むべきを示している。これは『外台』に「身体疼而煩」とあるのが根拠である。

○胸満、煩驚、小便不利、譫語（『論識』二五一頁、柴胡竜蛎湯の条）
この条と同様、煩、驚とに分けている。『集成』では煩驚としているが、これは非なりと云う。

○若自利者、脉当微厥、今反和者、此為内実也（『論識』二四五頁、調胃承気湯の条）
この条も亦微と厥とを分けて読むべしという。厥陰篇（『論識』六四〇頁）に脉微而厥と同じで、脉微而手足厥を謂うなりと解説している。
要するに句点により意味が変化するので注意せよ。

二、者

者の説明は第六講で述べたが、そのほかに場所を示すことがある。

○此非㆘孟徳之困㆓於周郎㆒者㆖乎（第十講）

その他、「学者」は「学問を修めた人」、「学ぶ者」（学生と同じ）、「学問とは」の意があることに注意する必要がある。同じように無学とは学の無い人の意と、学ぶべきことのなくなった偉大な学者（禅学の本）の意がある。

昔者　むかし。
曩者　さきに。
嚮者　さきに。
今者　いま。
頃者　ちかごろ
不者、否者　しからざれば（者を略すことあり）
然者　しからば（然則と同じ）

などの使用法がある。

傷寒論の事例をあげると、

○太陽与陽明合病者、必自下利、葛根湯主レ之。

○太陽与陽明合病、不二下利一但嘔者、葛根加半夏湯主レ之。(『論識』九四頁、九六頁)

者の位置が大いに異るが、訓読すると、その差異はあまり判然としない。前条は太陽陽明の合病は葛根湯の主治で、この場合は高い確率で下利する。後条は太陽陽明の合病で、下利しないで嘔吐する者が葛根加半夏湯の主治である。即ち嘔しないものはこの方の主治ではない。前条は下利しなくとも合病であれば主治とみとめてもよい。後条は嘔の無いものは主治でないの意を含んでいる。同様な条文は、

○太陽与二少陽一合病自下利者、与二黄今湯一(『論識』三八四頁)

太陽少陽の合病は小柴胡湯か柴胡桂枝湯の主治であるが、下利を主とするときは黄今湯を与えよとの意である。

○若形如レ瘧日再発者、汗出必解、宜二桂枝二麻黄一湯一(『論識』六九頁)

これは日に再発する者は桂枝二麻黄一湯に宜し、であり、汗出必ず解すは服後の例を示したものである。

三、即と則

ともに〝すなわち〟と訓んでいるので紛らわしく、写本などではしばしば誤まられる。即は〝つまり〟、〝ただちに〟、〝すぐそのまま〟、〝すぐその場で〟、〝とりもなおさず〟などの意である。

則は〝そのときは〟、〝すれば〟、〝ならば〟、〝については〟などの意である。

○少陰病飲食入口則吐（『論識』六四四頁　乾姜黄芩黄連湯条）

○食入口即吐（『論識』六六七頁　瓜蔕散条）

前記の説明で理解できるが、強調すると、前者は飲食が口に入らなければ吐かないし、後者は食すれば直ちに吐くので食せずとも吐く意となる。このことは次の文をみれば理解できよう。

○酒客病不㆑可㆑与㆓桂枝湯㆒、得㆑湯則吐、以㆓酒客不㆒㆑喜㆑甘故也。（『論識』五六頁）

薬を服用しなければ吐かないのである。

次に則はしばしば省略されている。（第一講で既に述べた）

○慎終追遠、民徳帰厚（『論語』学而）

「終を慎しみ遠きを追へば、民徳厚きに帰す」と訓まれ、則が省略されていることが知られる。

○心中疼熱飢而不㆑欲㆑食、食則吐㆑蚘、下㆑之利不㆑止。（『論識』六二八頁）

これは食則と下之（則）と対比され、「之れを下せば利止まず」、と訓み則が省略されたと解している。

○若被火者微発黄色、劇則如驚癇時瘈瘲（『論識』二七頁）

微に黄色を発すと読むことができるが、『論識』では劇則と対比し、微則と読むべしと云う。下句の則字あるときは前を省くのを影略法と呼ぶと云う。『疏義』でも同じに読んでいる。また『傷寒論箚記』にもそれの記述がある。

要するに即と則とは全然異ること、また則はときに省略されていることがあるので注意を要する。

四、而

而は訓読の際の注意は第一講で示したが、整理すると、

(1)訓まない、（次の(2)(3)(4)の意あり）

例　抑本二其成敗之迹一、而皆自二於人一與（第四講）

(2)して、て（順接）

例　執レ策而臨レ之（第一講）

(3)しかるに、しかも（逆接）

例　約為二兄弟一而皆背レ晋以帰レ梁（第四講）

(4)則と同じ

例　子欲レ善而民善矣（『論語』顔淵）「子善を欲すれば、民善ならん」

(5) その他の用法

○或生而知レ之（『中庸』）「生まれながらにして之れを知る」

○行而無レ資（『續文章軌範』「説商君」趙良）「行《ゆ》くに資無し」

○適二於義一而已（第一講）のみ。

而は汝と同じ、兮と同じ、爰而（なんぞ）などの使用法が『論語』にみられる。

次に傷寒論の而について述べる。

○凡柴胡湯病証而下之（太陽中篇　『論識』二三二頁）

ここの而は、年四十而見悪焉其終也已（『論語』陽貨）の而と同じ使用法である。

○心下温々欲レ吐、而胸中痛（『論識』二七三頁）

『論識』の解では吐せんと欲する時に胸中痛み、常には痛まない意とした。

○太陰之為レ病、腹満而吐、食不レ下（『論識』六一八頁）

この解釈も満すれば則ち吐し満せざれば則ち吐せずとしている。

○昼日煩躁夜而安静（『論識』一五一頁）

○昼日明了暮則譫語（『論識』三二八頁）

両句は同じ句調である。これにて而と則と同じに使用されることが知られる。

○若脉数不解而下不レ止、必協熱而便膿血也（『論識』五一二頁）

○攻レ之必溏（『論識』五〇二頁）

前条は「下止まざれば、必ず協熱して膿血を便するなり。」と訓み、後条は「之れを攻めれば必ず溏す。」と訓んでいる。「れば」と読むので而の字か則の字が略したと読んでいることが知られる。この文では必の字が重要な字である。

○太陽之為レ病、脉浮頭項強痛而悪寒

この条は太陽病証の綱例として重視されている。これを太陽証の特長として拘《とら》えると矛盾がある。即ち脉浮は陰証でもみられる。また頭痛は少陽でも陽明にも、また陰証でもみられる。悪寒も同様少陽陽明陰位でもみられる。しかしその理由を解説した注釈本は極めて少い。『論識』によると脉浮頭項強痛あるか否かによって悪寒の陰陽が分れる。故に而の字を使用しているのだという。すなわち脉浮でも悪寒がなければ太陽証でない。頭痛で悪寒があれば太陽証だとなる。これによって考えると而は則と略同じように解されている。

○其身必重短気腹満而喘（『論識』四三〇頁）

『論識』の解は腹満且つ短気且つ喘としている。これによると而は且の意である。

○喘而汗出（『論識』九八頁）○汗出而喘（『論識』一五六頁）

両者は似ているが、前者は喘することによって汗出るのである。すなわち而の字の上が正証で下が客証または兼証である。

○太陽病、頭痛発熱身疼腰痛骨節疼痛悪風無汗而喘者麻黄湯主之（『論識』一〇一頁）

『論識』では喘の上に而の字を加うるは其の客為るを示すなりと注釈している。『栗園医訓』に「証の有無と云うことを心得べし。桂枝湯に悪寒ありて喘無し、麻黄湯は喘ありて悪寒ない。」とある、これは一見経文に反するが、『論識』の解釈を敷衍すれば発熱、頭痛、悪風、汗無きの証は必ずしも喘を伴わず、喘を主とするときは前証必ずしも顕著でないとの意である。これは『弁正』の「体痛あらば喘無くとも亦用うべし。」といい、『集成』では「喘の有無に泥むべからず。」というのに合致する。

○宜蜜煎導而通之（『論識』四七四頁）

次に蜜煎導方とあるので、「蜜煎導もて之れを通ずるに宜し。」と訓む方があるが、而の字が宙に浮いて不自然である。「蜜煎もて之れを導き通ずるに宜し。」と訓み、次を蜜煎方と改むべきである。かくすると而の使用が通常となる。

○柴胡湯病証而下之（『論識』二三二頁）

ここの而はしかれどもの意で、通常の使用例である。上が名詞句となっているのみ。

要するに而の字の使用法に種々あり、その解釈に十分に配慮するべきである。

五、用

○陽明病脉遅、食難用飢、飢則微煩頭眩（『論識』四二〇頁）

訓み方に「食用ひて飢え難し。」「食用い難く飢う」とする方もあるが、用は以であるとすれば句調がよくなるし、意味も明かとなる。

○伯夷叔斉不念旧悪、怨是用希（『論語』公冶長）

怨是《ここ》を用《もつ》て希《まれ》なり。

○用和為貴（『論語』学而）

和を用《も》って貴しと為す（古注による訓み）などの例がある。

六、於

於の使用法を整理すると、

(1) 動詞に、「に」をつけるとき。

○皆自㆓於人㆒與（第四講）「人に自《よ》る」

このような事例がきわめて多い。

○観㆓於其市㆒（第二講）

これは「(人を）其の市に観る。」の省略文。日本語として其の市を観ると訓じてもよい。

(2)「より」と訓む

○脱㆓於虎豹之秦㆒「秦より脱す」(第二講参照)

(3)「に〜らる」と訓む(第一講参照)

○辱㆓於奴隷人之手㆒(第一講)「手に辱かしめられ」

○困㆓於周郎㆒者(第十講)「周郎に困しめられ」

(4)「おいて」と訓む

○於㆑是飲㆑酒樂甚(第十講)「是《ここ》に於《お》いて」

○学生之於㆑業(中西深斎　第三講)

七、之

之の使用法には種々ある。

(1)の(所有を示す)

○長江之無窮(第十講)○虎豹之秦(第二講)

(2)これ、この(指示する)

○寤寐見㆑之(第九講)

(3)倒置するため使用する(強意に使用する)

○徳之不レ修学之不レ講（『論語』述而）「徳を之れ修めざる、学を之れ講せざる」
不レ修レ徳、不レ講レ学の意を強めた。
○病之察（和田東郭　第二講）察レ病の強意。
(4)ゆく
○雖レ之二夷狄一不レ可レ棄也（『論語』子路）「夷狄に之《ゆ》くと雖も棄つべからざるなり」
(5)名詞句を作る
○天下之無レ道也久矣「天下の道無きや久し」（『論語』八佾）
天下道無しが主語となる。
○悪二紫之奪一レ朱也（『論語』陽貨）「紫の朱を奪ふを悪む」
悪むの対象となる文章を名詞句とする。

八、與

與の使用法は、
(1)～と～
○風俗與レ化移易（第三講）
○知二夫水與一レ月乎（第十三講）

(2)歟と同じ（疑問詞又は反語）

〇孝弟也者其為レ仁之本與（『論語』学而）「孝弟なる者は仁を為すの本か」

(3)ともに

〇吾誰與帰（第八講）

〇始可二與言一レ詩已矣（『論語』八佾）

第八講に述べた。

(4)あたえる

〇與二爾三矢一（第四講）

(5)あづかる（関与の意）

〇君子有二三樂一而王二天下一不二與存一焉（『孟子』盡心上）「天下に王たるは與《あづ》かり存せず」

(6)仲間の意　くみする。与党の与

〇不下得二中道一而與上レ之、必也狂獧乎（『孟子』盡心下）「中道を得て之れに與《くみ》せずんば必や狂獧か」

(7)比較に使用する

〇其應者必其人之與也（『文章軌範』巻一　原毀、韓愈）「其の應ずる者は必ず其の人の與《よ》なり」

〇師與商也孰賢（『論語』先進）「師と商と孰《いずれ》か賢《まさ》れる」

○禮與㆓其奢㆒也寧儉（『論語』八佾）「禮は其の奢らんよりは寧《むし》ろ儉なれ」

○與㆔其樂㆓於身㆒孰㆓若無㆒㆑憂㆓於其心㆒（第十二講）

九、乃

すなわちと訓む慣しであるが、意味は、

(1)それでこそ、やむなく、はじめて（強意）

(2)そこで、そうしてから（順接）

(3)ところで、それだのに、かえって（逆接）

の差異あることは既に第七講で述べた。

○清士乃見（第十一講）「清士乃ち見る」(1)の例

○百廃具興乃重修岳陽樓（第八講）(2)の例

○太陽中風下利嘔逆表解者乃可攻之（太陽中篇　『論識』二四六頁　十棗湯條）

○太陽病不解云々　外解己但少腹急結者、乃可㆑攻㆑之（太陽中篇　『論識』二四八頁桃核承気湯）

これらは(1)に相当することが知られる。

十、可

可の意味の多様性については第十講で述べ、さらに附で反対の意味にとれることを示した。正しい解釈するには一字と雖も忽にしてはいけない。

訓読の慣習

訓読の際、誤解をさけ、あるいは理解し易くするため、仮名を加えることがある。

○聞斯行諸（『論語』先進）「聞くままに斯れこれを行《おこな》はんか」

○生而知之、或学而知之（『中庸』）「生まれながらにして之を知る」

○信而後諫　未信則以為謗己也（『論語』子張）「信じられて後諫む、未だ信じられずば、則ち以て己を謗と為すなり」

受身に読むは學二進士一（第三講）で述べた。

○食而弗レ愛　豕交レ之也（『孟子』盡心上）「食《やしな》って愛せざれば、豕として之れと交るなり」

豕交と熟語として読むことも出来るが、この訓み方がわかりよい。傷寒論に石鞭の成語があるが、石のごとく鞭《かた》しの意である。蛇行などは熟語となって用いられている。

○子曰、於レ止知二其所一レ止　可二以レ人而不一レ如レ鳥乎（『大學』）「人を以て鳥にだも如《し》かざるべけんや」

伝統的な訓みであるが、〃だも〃をつけずに訓む人もいる。しかし強意の文章であるので、前記のように訓みたい。昔習った小学生の唱歌「時範蠡《はんれい》無きにしもあらず」は〃しも〃が不要だという人もいるが、意味は同じことであるが、わかりにくい。しもがあるが宜しい。

伝統的な訓み方にはそれぞれ理由がある。

是以　ここをもって—だから
以レ是　これをもって—（上に述べたことを）理由として
所以　ゆえん—理由、方法
何為　なんすれぞ—何んぞ～を為さん
以為　おもえらく—以て為すとも訓む

以上要するに簡単な用語でも、古典漢文の解釈ではきわめて重要性のあることを強調し、重複を顧みず例文をあげ説明した。

注　傷寒論識とあるは『浅田宗伯選集』第四集をさす

あとがき

さきに、古医書を読むための漢文入門書を世に送った。これは戦前の旧制中学の漢文教育方法（易《やすき》より難《なん》へと教える）に準じ、日本の医家の漢文を中心に講述した。しかし昔の漢学塾の教育法は四書の素読よりはじめ、『古文真宝』とか『文章軌範』を読解講習して実力を付与した。そこで私はこれに倣い、漢文読解力の向上、とくに速成を目指し、愛誦された名文を解読し、その暗誦を奨め、雑誌『漢方の臨床』に連載し、漢方を学ぶ人の利用に期待した。

ある人はこれを批評して、漢文読解の必要性については異論はないが、原漢文を見ずに読誦し漢文を筆写を続けるのは恐らく読者は実行しないだろうと。他方、最近ベストセラーになった『超勉強法』には英語力をつけるのは教科書を暗記せよ、勉強の対象に興味を持てという。これは君の論述と全く同じだ。実行するか否かは読者の熱意の有無であると慰め、纏めて出版するよう慫慂された。これに力を得て、遂に追補改訂して世に問うことにした。

本書により漢文読解力が向上し、漢方を学ぶ人が原著に、また先哲の文に直接触れて研究する人が多くなることを期待する。

索引

オ

カ

キ

ク

サ

シ

ナ

ニ

ノ

ハ

ヒ

リ

レ

ロ

ワ

■著者略歴
長谷川弥人（はせがわ・みつと）　明治四十五年、生まれ。

昭和十年、慶応大学医学部卒業、同内科勤務。昭和二十一年慶応大学医学部講師、三十年同助教授、四十六年教授となり、五十二年定年退職。以後五十七年まで客員教授。昭和三年頃より木村済世塾において、木村博昭先生以下諸先生の薫陶を受け、漢文を新田興先生に学ぶ。

■主な著書
浅田宗伯選集、続・浅田宗伯選集（校注）
浅田流漢方入門
訓訳　傷寒弁要
訓読校注　雑病弁要
訓読校注　傷寒雑病弁証
訓読校注　傷寒論識
訓読校注　脉法私言

古医書を読むための　漢文速成講本

1998年9月1日　第1刷発行
2021年11月30日　第4刷発行

著　者　長谷川 弥人
発行者　安井 喜久江
発行所　㈱たにぐち書店
〒171-0014　東京都豊島区池袋2－68－10
TEL. 03－3980－5536　FAX. 03－3590－3630
たにぐち書店 .com